G2P-Japanの挑戦

コロナ禍を疾走した研究者たち

佐藤 佳

聞き手 詫摩雅子

日経サイエンス社

G2P-Japanの挑戦

コロナ禍を疾走した研究者たち

まえがき

佐藤佳

２０２０年４月７日、緊急事態宣言が発出され、それまでの私たちの「日常」は過去のものとなった。行動自粛、不織布マスク、テレワーク、３密、オーバーシュート、ロックダウン、そして、パンデミック――。

馴染みのない言葉たちが、連日のように大手既成メディアを躍るようになり、それが私たちの新しい「日常」になった。

そんな誰も望まない「新しい『日常』」を私たちにもたらしたのは、２０１９年末に突如出現した、新型コロナウイルスというまったく未知の病原体である。

＊＊＊

２０２０年４月に放送されたドキュメンタリー番組「情熱大陸」（毎日放送制作／

ＴＢＳ系列）で、パンデミック対応の最前線に立つ、ウイルス学の世界的権威である河岡義裕先生は、「お疲れではないですか？」という質問に、こう答えた。

「僕は何でも淡々とできるから、あまり疲れない。しかも当事者だし――」


当時の私の心境は、それとはまるで逆のものだった。

未知のウイルスによって引き起こされた、世界的な未曾有の事態。たしかに自分は非力で、無力かもしれない。それでも、ひとりのウイルス学者として、なにかできることはないのか？

ひたすらもがいて、あがいて、いろいろなことを画策して。小さな自分にもできることを探して、がむしゃらに走り続けた3年間だった。


「ウイルス学者として、世界のためにできることはなにか」

30代のウイルス学者のそんな思いが、同じような矜持、あるいは忸怩たる感情を抱いていた同世代の科学者たちと共鳴し、２０２１年、ある研究集団が結成された。その名前は、「Ｇ２Ｐ‐Ｊａｐａｎ」。

その研究活動は、モーリス・ラヴェルの楽曲「ボレロ」のように、あるいは冬の坂道を転がる雪玉のように、すこしずつ大きくなる。やがてそれは、海の向こうの科学者たちとも協奏し、世界の最前線で交響曲を奏でるまでになった。

本書は、普段はほとんど日の当たることがない、「アカデミア（大学業界）」に属する、基礎研究に従事する科学者たちの、パンデミックの最中における活動の記録である。この本は、私を含めたＧ２Ｐ－Ｊａｐａｎのメンバーたちへの取材を元に、第三者の視点から、ライターの手によって記述された。

つまり、パンデミックの中で奮闘していたウイルス学者たちの研究活動やその成果、あるいは、その中での葛藤や逡巡を克明に描出した、ルポルタージュであり、ドキュメンタリーであるともいえる。

パンデミックの中、ウイルス学者たちは、どのような思いで何と対峙していたのか。小さな力を結集することによって、何が生まれ、何が成し遂げられ、そして、何が課題として残されたのか。

本書は、ウイルス学者たちの目線で描かれた、新型コロナパンデミックの裏側での、若い科学者たちの奮闘の記録である。

目次

装丁・レイアウト　グリッド
カバー写真　的野弘路

序章

コロナ前夜

２０１９年12月。

東京大学医科学研究所（東大医科研）システムウイルス学分野の佐藤《さとう》佳《けい》・准教授（当時）は、研究室を立ち上げてから2度目の年末を迎えていた。

11月末に熊本で開催された日本エイズ学会学術集会、続いて12月初旬には福岡での日本分子生物学会年会を終えて東京に帰還。学生時代からのテーマであるＨＩＶ（ヒト免疫不全ウイルス）に関する論文に取りかかった。同研究室の博士研究員（当時）、伊東《いとう》潤平《じゅんぺい》も自身の論文執筆が佳境に入っていた。

論文審査を控えた学生がいれば、年末年始もフル稼働となるが、スタートから2年に満たない佐藤の研究室では、比較的ゆったりとした時間が流れていた。

佐藤は２０１８年春、大学院生時代から13年間を過ごした京都を離れ、東大医科研に研究室主宰者としてラボを設立した。初年度は学生の姿はなく、ほとんどひとりでラボの立ち上げに向けて準備をしていた。

恩師である京都大学ウイルス・再生医科学研究所（２０２２年より医生物学研究所に名称変更）の小柳義夫《こやなぎよしお》所長（当時）が、２０１８年10月末の日本ウイルス学会学術集会の大会長となり、佐藤も同学術集会のプログラム委員長を務めた。開催の準備と、京大講師時代に指導していた学生たちの研究進捗を見るため、東京と京都を行き来する生活が続いた。翌２０１９年４月には京都で指導していた学生たちを博士課程の院生として東大医科研に迎え入れた。

この「京都とのつながり」は、新型コロナの最初期での研究活動に役立つことになる。

２０１９年の年末、中国で感染症の治療に携わる医療者たちはいつもとは違う〝何か〟が起きていると感じていた。

長江の中流域にあって、北京や上海をつなぐ交通の要衝である中国湖北省の武漢市で、奇妙な肺炎症状を見せる患者が現れ始めたのだ。

中国の市場では、さまざまな生き物が、食材として、あるいはペットとして売買される。多くの人が行き交う市場は、幾度となく人獣共通感染症の「現場」になってきた。人獣共通感染症は、動物の病原体がヒトにうつることで生じる感染症だが、動物と濃厚に接触した人だけが感染者となり、拡大せずに終息するケースが多い。

武漢市の〝謎の肺炎〟の話は、非公式情報のまま、世界の感染症の専門家の間で広がり始めていた。ヒトからヒトへと感染した明確な証拠がないこと、当局からの公式発表もないことから、多くは「経過を注視しよう」と静観し、メディアが取り上げることもほとんどなく、一般の人には知られないままだった。
ウイルスの基礎研究者である佐藤も、このときはまだ「知らない」側の人間だった。

中国政府からの公式発表があったのは２０１９年の大晦日。

ＮＨＫなど日本のメディアもごく短くこれを報じたが、武漢で見つかった〝謎の肺炎〟の患者数が伝えられた程度で、それ以上の情報はなかった。

中国の発表は、「インフルエンザではない、（２００２年11月～２００３年夏に流行した）重症急性呼吸器症候群（ＳＡＲＳ）ではない、（２０１５年に流行した）中東呼吸器症候群（ＭＥＲＳ）ではない」など、病原体の正体が突き止められていないことをうかがわせる文言が並んでいた。

２０２０年が明け、再びＮＨＫが短く報じたが、国内ニュースや情報バラエティは「カルロス・ゴーン氏の日本脱出」に時間を割いていた。

一方、大手メディアの科学系・医療系の記者たちは、国立感染症研究所（感染研）などへの取材を始め、厚生労働省や感染研もこうした要望を受けて勉強会を開いた。参加した日本経済新聞の記者によれば「まだ何もわかっていないということがわかった」という状態だったという。

専門家にとっても「わからない」ウイルスは、間もなく世界を席巻し、歴史に残る災厄をもたらすことになる。

第1章

京都で緊急プロジェクト

２０１９年の大晦日、中国政府の公式発表で世界に報じられた〝謎の肺炎〟。病原体は新しいタイプのコロナウイルスであることが判明した。当初、中国内に限られていた感染は、時を待たず、アジアへ、ヨーロッパへ、アメリカへと急拡大した。２０２０年３月11日、世界保健機関（ＷＨＯ）は新型コロナウイルス感染症（ＣＯＶＩＤ‐19）の世界的流行《パンデミック》を宣言した。

ウイルスの遺伝子配列が公開される

佐藤が初めて新型コロナウイルスのことを知ったのは、２０２０年が明けたばかりの通勤電車の中だった。いつものようにスマホでＳＮＳを見ていて、そのニュースを目にした。患者は中国に限られており、情報の発信源はすべて中国だ。

中国政府は２０１９年12月31日、公式発表とともにＷＨＯへの報告を行った。

翌２０２０年１月７日には患者の肺の検体から原因ウイルスを特定することに成功、11日にウイルスの全遺伝子の配列情報がデータベース上で公開された。

中国の研究者らのすばやい動きに反応して、この新しい病原体の研究が一斉に始まった。

ウイルスが入手できなくても、遺伝子の配列情報があれば可能になる研究はいくつもある。データベースにアクセスできる環境さえあればよい。

20年近く遡るが、２００２年11月に最初の感染者が見つかったＳＡＲＳの場合、原因ウイルスの特定に5カ月かかった。このときの経験や遺伝子解析技術の進歩もあったが、〝謎の肺炎〟の病原体が新しいタイプのコロナウイルスであることを1カ月ほどで突き止めたのは快挙といえる。

日本はこの事態をまだ深刻には見ていなかった。

メディアを賑わせていたのはカルロス・ゴーン氏の日本脱出の続報で、新型コロナウイルスは「中国で起きた災害」という扱いだった。

街のドラッグストアのマスク売り場に、中国からの観光客向けに「加油！（がんばれ！）」と書かれたポップが貼られている映像や、中国にマスクを贈る日本の団体の活動などが盛んに報じられた。他国への災害支援の報道スタイルだ。

テレビでは、安倍《あべ》晋三《しんぞう》首相（当時）が、中国からの観光客を歓迎するといったメッセージ動画を制作したことが伝えられた。

「コロナ研究には手を出さない」

この段階では、佐藤は新型コロナウイルス研究を手がけるつもりはまったくなかった。佐藤の専門分野はエイズを引き起こすＨＩＶである。ＨＩＶとコロナウイルスとでは、ウイルスの性質が大きく異なる。新型コロナウイルスの研究は手がけないでおこうと考えた理由のひとつだった。

ＨＩＶは血液などの体液を通して感染し、ウイルスのゲノムを宿主であるヒトの免疫細胞のＤＮＡに組み込む。このため、感染から症状が現れるまでの潜伏期間が平均10年と長い。

一方、新しいウイルスはコロナウイルス類の一種であることが判明した時点で、その特徴にはある程度の推測がついた。ヒトに感染する既知の6種類のコロナウイルスに関する知見があるからだ〔6種類とは、いわゆる風邪を引き起こす旧来からの4種類のウイルス、ＳＡＲＳウイルス、２０１５年に韓国で広がったＭＥＲＳウイルス〕。

そこから類推して、咳やくしゃみ、発話などのときに出る飛沫による感染や、ウイルスに汚染されたところを触った手指を介した接触感染が予想された。潜伏期間の長さも、

ＨＩＶのような長期ではなく数日と見込まれる。ＨＩＶとコロナウイルスの違いは大きい。

もうひとつ、新たに登場したウイルスであり、感染が拡大しつつあるという状況も佐藤を躊躇させた。「僕は新しい感染症が広がるのを研究者として経験したことがないし、呼吸器感染症ウイルスの研究もしたことがない」。

佐藤よりもひと回りふた回り上の世代の研究者や医療者は、ＨＩＶがもたらすエイズが世界に広がっていったときのことを鮮明に覚えているだろう。だが、佐藤が研究を始めたときには、エイズは〝新しい感染症〟ではなかった。これも佐藤が新型コロナウイルスには手を出さないとしたもうひとつの理由だ。

佐藤と同じく東京大学医科学研究所に籍を置く河岡義裕《かわおかよしひろ》教授（当時）の存在も大きかった。

佐藤は京大院生時代の２００５年に、ドキュメンタリー番組「情熱大陸」（毎日放送制作／ＴＢＳ系列）で取り上げられた河岡の活躍を見て夢中になった。エボラウイルス病の謎を追って、アフリカのジャングルでコウモリを捕らえる姿。以来、佐藤にとって河岡はヒーローのひとりだ（河岡はその後、２０２０年４月、２０２１年１月にも「情熱大陸」に出演している）。

河岡は呼吸器感染症ウイルスの代表格であるインフルエンザウイルスの第一人者で、世界で初めてインフルエンザウイルスの人工合成に成功した研究者のひとりである。２００９年の新型インフルエンザのときも第一線で活躍している。

現在は東京大学医科学研究所の特任教授に加え、国立国際医療研究センター研究所国際ウイルス感染症研究センター長、東京大学国際高等研究所新世代感染症センター機構長などの重職を務める。

「河岡先生がいるのに、自分の出る幕はない」。佐藤はすっぱりと考えていた。

リアルタイム研究の衝撃

河岡と並んで、佐藤に大きな影響を与えた研究者に西浦博《にしうらひろし》・京都大学教授がいる。２０２０年春の第１波の時期から数理モデルを駆使して感染拡大の広がりを予測し、人流の８割抑制を提言したことから「８割おじさん」と呼ばれた人物だ。

佐藤は当時、科学技術振興機構（ＪＳＴ）の大型研究プロジェクト「戦略的創造研究推進事業（ＣＲＥＳＴ）」の「大規模生物情報を活用したパンデミックの予兆、予測と流行対策策定」の研究メンバーに入っていた。２０１４年10月から２０２０年3月までの研究プロジェクトで、その代表者が西浦だった。

西浦は、２０１５年に韓国でＭＥＲＳが流行したときに、「いま広がっている感染症」を扱う「リアルタイム研究」を行った。

佐藤に強い印象を残したのは、２０１４年にシエラレオネやリベリアといった西アフリカでエボラウイルス病がアウトブレイクしたときだ。このとき、西浦は現地に赴いていたが、ＣＲＥＳＴの班会議のために日本に戻り、発表後にアフリカにとんぼ返りするという荒技をやってのけた。

佐藤が西浦に初めて会ったのは、ＣＲＥＳＴが始まる前に開かれた２０１３年の札幌での小さな研究会だった。札幌での研究会とＣＲＥＳＴの班会議で、西浦のリアルタイム研究を目の当たりにし、「こんな研究があるのか」と衝撃に近い感銘を受けた。

西浦は、２０２０年1月13、14日のＣＲＥＳＴ班会議で「中国の〝謎の肺炎〟は、大変なことになるかもしれない」という取り上げ方をした。

このとき西浦は、タイと日本で感染疑いのある発熱患者がいるという情報をキャッチしていた。当時の武漢での患者は公表で40人ほど。タイと日本の疑い例はいずれも武漢から移動してきた人だったが、中国とタイ、中国と日本を往来する人数を考慮すると、確率的に考えてもっと多くの感染者が中国にいるのではないかと西浦は見ていた。

感染経路とウイルスの進化に興味を持つが

新型コロナウイルスに対する佐藤の関心は、もっぱら感染経路だった。武漢の海鮮市場で何らかの生き物からそのウイルスがヒトへと感染したという予測が、佐藤を引きつけた。

ウイルスは相手かまわず感染できるわけではない。まず、ホスト側（感染される側）の細胞表面上の特定のタンパク質と結合する。これを足がかりに細胞内部へと侵入する。言い換えると、足がかりになるタンパク質がある細胞には感染できるが、ない細胞には感染できない。

佐藤が専門にしていたＨＩＶは免疫系の要となる「ヘルパーＴ細胞（ＣＤ４陽性Ｔリンパ球）」には感染するが、呼吸器系や消化器系の細胞には感染しない。また、ヒトのヘルパーＴ細胞には感染するが、たとえばイヌの同じ役割を果たす細胞には感染しない。

ＨＩＶは、元来はチンパンジーのウイルスだったものが、何らかの変異を起こしてヒトにも感染できるようになり、流行を引き起こすようになったと考えられている。遺伝子の変異によってウイルスの性質が変わり、ヒトに感染できるようになったり感染力や病原性が変わったりすること、つまり「ウイルスの進化」こそが、佐藤が最も追究したいことだった。

研究者として興味を引かれる要素はあったが、佐藤はまだ新型コロナウイルスを多くの日本人同様、ある意味で他人事のように見ていた。

西浦が独自ルートで知っていた「感染疑い」の例は、１月16日には報道で公の情報になった。

日本で初めての感染疑い例が公表されたことを受け、香港の研究者にツイッター上で「どう思うか」と聞かれた佐藤は「これが大きな問題になるかどうかわからない。（中略）この疑い例の人が陽性と診断されても（診断に１～２日かかる）、日本で流行することはないだろう」と答えている。

振り返ってみると、２００２年11月に最初の報告例のあったＳＡＲＳでは、重症化して死亡する率が高かったこともあり、翌年３月にはＷＨＯがグローバル・アラートを出した。しかし、同年７月に早くも収束宣言が出ている。

佐藤は、新型コロナウイルスによる感染症も短期間で収まるのではないかと考えた。博士研究員（当時）の伊東をはじめとする研究室のメンバーに、「新型コロナウイルスには手を出さない」と宣言したのもこのころだ。

遺伝子の配列情報などデータ解析を得意とする伊東は、公開データを使って研究をしようと思えばできたが「ＰＩ（研究室主宰者）の佐藤先生がそう言うなら」と異を唱えることはなく、実験を得意とする大学院生の木村《きむら》出海《いづみ》は「まったく新しい実験系を立ち上げるのには半年以上かかることもあるので、この判断は妥当だろう」と受け止めた。佐藤と同じように新型コロナウイルスの蔓延は限られた地域での広がりのまま、短期間で収まるのではないかとみていた。この時期の日本や欧米では多くがこのように考えていたのではないだろうか。

佐藤の研究室には、１月末には英国の共同研究者が訪ねてきたり、２月初めにはカナダから友人を迎えたりしたが「普通に居酒屋で飲んだりしていた」という。

尋常ではないことが起こっている

しかし、１月末に初めての国内感染例（武漢渡航歴のない男性が発症。中国からの観光客と接触があった）が報告されると、空気が変わり始めた。

２月上旬には、船内で集団感染を起こした大型クルーズ船ダイヤモンド・プリンセス号が横浜港に寄港。乗客・乗員には船内隔離の措置がとられたが、感染者は増え続け、連日報道された。テレビをつけるたびに、「自分の個室から出られない」「持病の薬がなくなりそうだ」といった窮状や不安を訴える乗客の声が伝えられた。ダイヤモンド・プリンセス号の船内隔離は２月19日まで続いた。

さらに、感染の中心地になっていた中国・武漢に在留していた日本人を政府のチャーター機で帰国させる計画の一部始終が報道された。帰国した人たちのホテルでの隔離生活、たとえば、食事はドア前に弁当が置かれるといった、尋常ではない様子が伝えられた。

２月13日には国内の感染による初の死亡例が報じられ、このころから感染経路が確認できない例が報告されるようになった。「使い捨てマスク」と呼ばれていた不織布マスクは店頭からなくなり、トイレットペーパーまで品薄になった。

２月16日、国立感染症研究所・所長の脇田隆字《わきたたかじ》を座長、ＷＨＯ勤務時代に西太平洋地域でポリオ根絶プロジェクトを指揮した実績のある尾身《おみ》茂《しげる》を副座長とする「新型コロナウイルス感染症対策専門家会議」（以下、専門家会議）の初会議が開かれる。

「オーバーシュート」「三密回避」など、耳慣れない言葉が連日のようにメディアから流れてきて、否が応にも人々の不安は増した。「他国での災害」といった雰囲気は消え去っていた。

厚生労働省の庁舎の一角で缶詰状態になりながら解析をしていたクラスター対策班の存在が世間に知られ始めたのもこのころだ。佐藤に大きな影響を与えた西浦はクラスター対策班の主要メンバーのひとりだった。

「西浦さんから『テレビに出て解説してくれ、みんな頑張っているんだから』と言われたが、僕はコロナに関してはまったくの素人。『そんな素人が偉そうにテレビで語れることはない』と固辞した」

刻々と変わる状況

徐々に国内の雰囲気が変化するなか、佐藤はタイへの出張で日本を離れた。2月24日~27日にバンコクで開催された国際学会の学術集会に招待講演者として呼ばれていた。タイは日本と並んで、中国以外で最初に感染例を出した国だ。だが、その後のタイでは感染者がほとんどいなかったこともあって、「(何百人もの感染者を出したダイヤモンド・プリンセス号が寄港した)あの日本から来た」というような雰囲気を感じた。

学術集会ではその日のプログラムの終了後に、研究者たちが三々五々集まって、夕食を共にしながら議論したり親睦を深めたりするのが常だが、このときの佐藤は集まりに参加することなく、ホテルにこもってＨＩＶに関する論文を書きつづけた。

部屋ではテレビで英国の公共放送ＢＢＣや米国の報道チャンネルＣＮＮなどをずっと流していた。こうした海外のニュース番組を通して、すでに新型コロナウイルスとそれが引き起こす新型コロナウイルス感染症（ＣＯＶＩＤ－19）が多くの国に広がっていることを知った。

タイ滞在中、日本では刻々と状況が動いていた。

政府は2月25日に「基本方針」をまとめ、いったんは「全国一律のイベントの自粛などは行わない」とした。

だが、翌26日には、国立の博物館や美術館などに対して臨時休業を要請し、大勢の人を集める民間のイベントにも自粛を求めた。

さらに2月27日夕方には安倍首相が記者会見を行い、全国の小中学校や高校に対して一斉臨時休校を要請した。

方向転換があまりに急だったうえ、その内容も重大だった。子どもには教育を受ける権利があり、国や保護者にはそれを受けさせる義務がある。それを一時的ではあれ、全国で一斉に止めるという要請だった。

突然、「いつもの生活」から変更を余儀なくされたのは、子どもたちだけではない。子どもが学校に行っているからこそ、安心して働ける親は多い。学校が休みになったら、小さな子どもにひとりで留守番をさせるわけにいかず、出勤が難しくなる人もいる。全国一斉休校で、まだ感染者の出ていない地域も「疫病の蔓延」という事態に巻き込まれていった。

2月28日、北海道の鈴木《すずき》直道《なおみち》知事は独自の緊急事態宣言を出した。北海道の感染者数は全国最多で、2位の東京の倍近い感染者を出していた。

クラスターの発生を許すと、感染者が短期間に急増することがこの頃にはわかり始めてきた。

「何もしないというのは許されない」

3月になると新型コロナは「アジアの出来事」ではなくなった。

欧州ではまずイタリアの一部の地域で、急激に増える患者に対応しきれなくなる医療崩壊の状態に陥った。１月末に中国からの渡航者２人が陽性とわかって以来、イタリアはどの国よりも早くに中国からの飛行機の乗り入れを中止した。それにもかかわらず、である。イタリアの惨状は欧州のほかの国々やアメリカにも広がっていった。

佐藤は３月にアメリカで開かれる学術集会に参加する予定だった。しかし、学術集会は中止となる。佐藤の子どもは４月から幼稚園に通うのを楽しみにしていたが、入園式を取りやめると連絡が来た。

ウイルス学界の重鎮である脇田や河岡、そして数理モデルの西浦といった見知った顔が連日のようにメディアに登場するようになる。

３月11日には選抜高等学校野球大会（春の甲子園）という国民的行事の中止が発表された。

３月18日、外務省から「全世界に対する感染症安全情報」が発出される。

外務省は平時から渡航を計画している日本人向けに、国ごとに戦乱や感染症といった安全情報を提供し、危険度の高い地域には「渡航中止勧告」「不要不急の渡航中止」を出す。だが、このときは国や地域別ではなく「全世界」が対象となった。佐藤は「これはもう『普通ではない』と感じた」。

いったんは研究室の仲間に出した宣言を撤回して、方針を変更することにした。

伊東に「やらないと宣言したが、ウイルス学者として、ここで何もしないというのは許されない」と伝える。

佐藤は中高生のときに、ダスティン・ホフマンが主役を演じた映画『アウトブレイク』、鈴木光司の小説『リング』『らせん』、浦沢直樹の漫画『20世紀少年』などに強く心をひかれた。いずれの作品でも、謎の感染症の正体を突き止めようと研究者が活躍する。佐藤がウイルス研究の道を選んだ背景には、これらの作品の影響もあった。

有事のときに活躍できる研究者になりたい――そう思ってこの世界に入ったことを、思い出した。

これまで呼吸器感染症のウイルスを扱ったことはない。だが、ＨＩＶや、ＨＩＶが属するレトロウイルス類の研究を通して身につけた実験法や解析法は、相手がコロナウイルスの類であっても役立つだろうという自負はあった。

また、新しく登場したウイルスで、皆がいっせいに走り始めた状態だったことも佐藤の背中を押した。コロナウイルスは基礎研究が活発な分野ではない。ＳＡＲＳで研究が進んだとはいえ、教科書でのコロナウイルスに関する記述は少なかった。

だから、自分でも何か貢献できることがあるはずだ。

ロックダウンを避け京都で緊急プロジェクト

小池《こいけ》百合子《ゆりこ》東京都知事の発した「ロックダウン」という言葉が飛び交うようになり、東大医科研でも通勤・通学を必要最低限にとどめるようにという通達が出た。緊急事態宣言も間近のように思われた。宣言が出て身動きがとれなくなる前に行動に移さなければならない。妻と子は自宅を離れ、妻の実家へ。佐藤自身は手を挙げてくれた数人の学生とともに〝京都疎開〟を決行する。

「東京ロックダウン」による研究活動停止のリスクを避けるために、恩師である京都大学ウイルス・再生医科学研究所（現・医生物学研究所）の小柳義夫所長（当時）を頼った。

小柳の研究室へは、２０１８年に東大医科研に自分の研究室を構えてからもたびたび訪れていた。これが幸いした。小柳の研究室の一角で、佐藤たちは新型コロナウイルスの最初の研究をスタートすることになった。

新型コロナウイルスそのものを扱う実験は、病原体の封じ込め設備が整ったＰ３レベル以上の環境が求められる。設備上は東大医科研でも京大でも実験可能だが、当時は新型コロナウイルスの実験を学生に実施させることが許可されていなかった。どういうウイルスで、感染した場合にどうなるのかの詳細がわからず、ワクチンも治療薬もまだなかったからだ。

学生に実験をさせられないとなると、佐藤の研究室で手を動かすことができるのは佐藤と伊東しかいない。バイオインフォマティクスを専門とする伊東は必ずしも実験が得意ではなく、実験できるのは実質、佐藤だけということになる。

そこで、新型コロナウイルスそのものではなく、その遺伝子だけを使った細胞実験を行うことにした。佐藤が立てた構想は以下のようなものだ。

新型コロナウイルス（正式名称はSARS-CoV-2）と、２００２～２００３年にアウトブレイクを引き起こしたＳＡＲＳ（重症急性呼吸器症候群）のコロナウイルス（SARS-CoV）の遺伝情報を比較し、それぞれのウイルスがもたらす症状と関連づけたストーリーを組み立てる。

名称が示すように、新型コロナウイルスとＳＡＲＳウイルスは進化的に近い関係にあり、遺伝子の塩基配列もよく似ている。一方、双方のウイルスが引き起こす症状を比較すると、ＳＡＲＳは病名のとおり重症化しやすいが、ＣＯＶＩＤ－19はむしろ軽症で終わるケースが多いことがわかってきていた。この症状の重篤さの違いを遺伝子の違いで説明しようと考えた。

ターゲットを絞る

タイミングの良いことに、以前から何度か共同研究をしたことのある東海大学の中川《なかがわ》草《そう》が、実験の構想の参考になる記事を「実験医学」（羊土社）に載せていた。ヒトだけでなく、コウモリやセンザンコウなどに感染するタイプも含めたコロナウイルスの系統に関するものだ。

さっそく中川に連絡をとり、ＳＡＲＳウイルス、新型コロナウイルスの遺伝子の情報の詳細を聞く。

佐藤は研究対象にORF3bという遺伝子を選んだ。名前のORF3（open reading frame 3）は「タンパク質の配列情報として読まれる領域の３番目」という意味で、その機能はよくわかっていない。この３番目の遺伝子の塩基配列からは２パターンのタンパク質が作られ、それぞれORF3a、ORF3bと呼ばれている

遺伝情報を比較すると、ＳＡＲＳウイルスと新型コロナウイルスのORF3b遺伝子には際立った違いがあった。ＳＡＲＳウイルスの塩基数は４６５で、アミノ酸１５５個のタンパク質が作られるのに対し、新型コロナウイルスでは69塩基、22個のアミノ酸から

なる短いタンパク質しかできない。その理由は、新型コロナウイルスでは変異が入ったせいで、タンパク質の配列情報として読まれる領域の途中に「終止コドン」が挿入されるからだ。実は、新型コロナウイルスにもＳＡＲＳウイルスの４６５塩基に匹敵する長さの〝遺伝子の痕跡〟がある。だが、終止コドンが入っているために遺伝子としては最初の69塩基までしか読まれない。

ORF3b遺伝子から作られるタンパク質にどういう機能があるのか、その詳細は不明だったが、ＳＡＲＳウイルスでは先行研究があった。感染されたヒトの細胞が「インターフェロン」を作るのを抑制する機能があることを示す論文が報告されていたのだ。インターフェロンはウイルスに感染したことを知らせるシグナル物質で、身体を感染から守る重要な役割を担っている。

違いから何を読み取るか

ウイルスに感染すると、私たちの身体はウイルスを排除すべく、臨戦態勢をとる。インターフェロンは、感染の最初期にスイッチが入る抗ウイルス反応のひとつに関係する。ウイルスに感染した細胞がインターフェロンを作り出してまわりに分泌し、マクロファージなどの免疫細胞を呼び寄せるのだ。集まったマクロファージはウイルスそのものや感染された細胞を丸呑みにすることで排除する。

このプロセスは「自然免疫」と呼ばれ、ウイルスの種類に関係なく起きる。

普通、「免疫」という言葉を使うときは、この自然免疫ではなく、一度感染したことのある特定の病原体に対してだけ働く「獲得免疫」を指すことが多い。ワクチンも獲得免疫を利用したものだ。

一方、自然免疫は初めての相手でもすばやく対応でき、多くのウイルス感染は、本人が気づく前に排除に成功していると考えられる。〔50ページの注を参照〕

だが、ウイルス側にも、そうしたインターフェロンの働きを阻害する仕組みを備えているものがある。そうなると、感染最初期のヒト側の防御がうまく働かず、体内で感染の広がりを許してしまいかねない。

先ほども説明したように、ＳＡＲＳウイルスでは、ORF3b遺伝子が作るタンパク質にインターフェロン反応を抑える働きがあるという論文が報告されている。一方で、新型コロナウイルスではこの遺伝子に「終止コドン」という変異が挿入されていて、ごく短いタンパク質しかできない。

「こんな短い、たった69塩基（の遺伝子から作られるタンパク質）で、何かができるとは思えない」と佐藤はみていた。

京都での緊急プロジェクトを進めるにあたり、佐藤が描いた戦略はこうだ。

SARSウイルスのORF3b遺伝子と新型コロナウイルスのORF3b遺伝子をヒトの培養細胞に導入する。ヒト細胞では、それぞれのORF3b遺伝子からタンパク質が作られる。そして、学生にも使用が許されているセンダイウイルスという別のウイルスを用いてこれらの細胞を刺激し、それに対する細胞の反応を見る。前述のように、自然免疫はウイルスの種類に関係なく発動されるので、細胞はインターフェロンを作ろうとする。SARSウイルスのORF3b遺伝子を組み入れた細胞では、過去の報告通り、インターフェロンの産生が阻害されるはずだ。

一方、新型コロナウイルスのORF3b遺伝子はとても短いため、インターフェロンの産生は阻害できないだろう。このことを実験で示せば、重症化しやすいSARSと軽症ですむケースが多い新型コロナの症状の違いを説明できる。

佐藤は「絶対にいける、失敗のしようのない〝鉄板のストーリー〟」と確信した。

ところが。

学生たちが持ってきた実験結果は予想外のものだった。SARSウイルスのORF3b遺伝子を組み入れた細胞では、作られるインターフェロンの量が予想通り減った。だが、新型コロナウイルスのORF3b遺伝子を入れた細胞では、それよりもさらに減ったのだ。

瓦解したストーリー

実験の再現性を確かめるためには、再現実験が欠かせない。しかし、このときは再現実験をする時間が惜しいので、佐藤は最初からまったく同じ実験を２人の学生に別々に行わせた。

先に結果を見せにきた学生のデータは予想とは逆の結果を示していた。「こんな結果になるはずがない」とすぐには受け入れられず、もうひとりのデータを待つことにした。

翌朝、もうひとりがデータを持ってきた。結果は最初の学生と同じだった。ＳＡＲＳウイルスのORF3b遺伝子にはたしかにインターフェロン産生を抑える効果がある。だが、新型コロナウイルスの短いORF3b遺伝子にはさらに強い抑制効果があることが示された。念のため、それぞれの学生に再度、同じ実験を行うよう指示したが、何度やっても結果は変わらなかった。

予想していたストーリーは完全に破綻した。「ヒト側の抗ウイルス反応を抑えるからＳＡＲＳウイルスは重症化しやすく、新型コロナウイルスはそれができないから軽症ですむ場合が多い」という仮説とは、まったく逆の結果になったのだ。

佐藤は頭を抱える。このままではストーリーを組み立てることができない。

このころの佐藤たちは、京大の小柳の研究室とホテルを往復するだけの毎日だった。自分たちから陽性者を出すことを何よりも恐れていたからだ。

当時の京都大学は、新型コロナウイルス感染対策としての入構規制はなかったが、自分たちから感染者を出したら、受け入れてくれた小柳に迷惑がかかる。何としても、それだけは避けたかった。外食は一切せず、食事はコンビニか、牛丼チェーン店などのテイクアウトで調達していた。研究室にいるときの昼食も、当時その言葉はまだ使われていなかったが、ひとりでの〝黙食〟だった。

加えて費用のこともあった。新型コロナウイルス研究のために使える予算は限られている。パンデミックのせいでホテル代が格安になっているから何とかなっている――そういうギリギリの状況だった。

実験結果が仮説と外れたからといって、ここで別のテーマに方針転換する余裕は時間的にも予算的にもない。無理を押して計画したプロジェクトである。成果ゼロで終わらせるわけにはいかない。

テレビをつければ、欧米では病院のベッドが足りず、重症化した患者が廊下で亡くなるといったニュースが伝わってくる。

「プロジェクトをどうしよう、世界はどうなるのだろうと、今から振り返れば、少し抑うつ状態になっていた」

疎開組それぞれの思い

佐藤と一緒に京都に来ていた学生たちはどうだったか。

木村出海は薬学部出身で、感染症に限らず、がんでも何でも「疾患の治療に関わる仕事がしたい」とこの道に入った。

学部を終えた後、修士課程から京大の小柳の研究室に進学した。木村にとっては疎開先の小柳研は古巣である。京大で佐藤に指導を受けていたので、東大医科研の研究室の中では佐藤との付き合いが最も長い。

新型コロナの研究を始めると佐藤が宣言したとき、「現在進行形で大きな問題となりつつある感染症について、自分の手で研究できる機会はそうそうないものだと思い、また、ウイルスの研究に携わる者として少しでも何かできないかと考えて」京都疎開に手を挙げた。

のちに、佐藤がほかの研究者を巻き込んでコンソーシアムを立ち上げ、新型コロナウイルスに関するスピード勝負の研究を始めると、佐藤から「うちの実験系ツートップ」と呼ばれるようになるひとりだ。

木村は、佐藤がどういう考えのもとでORF3b遺伝子を選び、どういう結果が出ると予想していたかを知っていた。予想とは真逆の実験結果を得たが、「有意差（統計的に明らかな差）がきちんとある結果が出たので、論文にできるような話は組み立てられるだろうと思っていました」と比較的どっしりと構えていた。

京都疎開に参加したもうひとりの瓜生《うりう》慧也《けいや》は、木村とは対照的に佐藤と最も付き合いの浅い研究室メンバーだ。京都疎開への同行を決めた２０２０年3月時点で、まだ正式に研究室に所属していなかった。

瓜生は4月から佐藤の研究室に加わる予定の大学院生だった。修士課程を過ごした弘前大学の恩師が佐藤と共同研究をしたことがきっかけで、博士課程の進学先として東大医科研の佐藤の研究室を選んだ。

佐藤の研究室であれば、実験だけでなく、伊東が得意とするデータ解析を主とするバイオインフォマティクス的な仕事もでき、この両方が経験できる点に魅力を感じた。

瓜生にとっては、東京も京都も住み慣れた土地ではない。２月に弘前から東京に引っ越したが、荷ほどきもままならないうちに、新型コロナで世界は一変し、「〝非常時感〟がハンパなかった」。

佐藤の京都疎開について行くことを決めたのはなぜか。

「もちろん、研究者として経験を積めるという理由もありました。でも、そういう前向きな理由だけではないんです。自分にしてみれば選択肢がなかった」と瓜生はいう。

「博士論文研究のテーマがまだ決まっていなかったのです。佐藤先生と話は始めていたのですが、『ＨＩＶで何か』というくらいの、漠然としたもので。ここで京都について行かなかったら、東京で自分は何をしていればいいのだろうかと」

佐藤たちが実験室を間借りした京大の小柳研は、佐藤や木村にはなじみのある場所だが、瓜生は新参者だ。「そこは気にならなかったです。小柳先生もラボの方々も本当にとても良くしてくださったし、とにかく実験を早く覚えたいという気持ちもあったし」。

瓜生の出した実験結果は佐藤の予想と真逆になった。木村も同じ結果を出し、再実験も同じ結果になる。木村から実験手順を教わりながら夢中になってやってはきたが、本人も気づかないうちに、疲れがたまっていった。京都疎開の後半ではかなりつらい状態になっていたと振り返る。

佐藤は佐藤で悶々としていた。もともと佐藤は研究計画を立てるときから、論文のストーリーがある程度、頭の中でできているという。仮説を立てて、実験でそれを検証し、結論を書く。

当初の予想とはまったく逆のデータ。崩れたストーリー。果たして、これからどうすべきなのか。

果報は海の向こうから

次の手をどこに打つか、先が見えない日々が数日続いたあと、光明はアメリカから届く。

4月15日にネットで公開された査読前の論文《プレプリント》に、佐藤たちの実験結果と矛盾しないデータが記されていることを見つけたのだ。

ニューヨークのマウントサイナイ医科大学のベンジャミン・テノーバー（Benjamin tenOever）らによるその論文では、新型コロナウイルスそのものを使った細胞実験、動物実験、さらにはＣＯＶＩＤ－19で亡くなった患者の肺の検体を解析し、その結果が記されていた（その後、論文は Cell 誌に受理され、5月15日に出版）。

細胞実験や動物実験によると、新型コロナウイルスではインターフェロンの産生が強く抑えられている一方で、炎症反応を引き起こすサイトカイン（生理活性物質）の産生が増加していた。また、ＣＯＶＩＤ－19の患者の肺でも同じようなことが起きていたことを確認した。「Imbalanced Host Response to SARS-CoV-2 Drives Development of COVID-19（新型コロナウイルス感染者のアンバランスな反応が症状の悪化を招く）」と題されたその論文では、この「インターフェロン産生と炎症反応のバランスの悪さ」がＣＯＶＩＤ－19の特徴であるとしていた。

つまり、インターフェロン産生の抑制がウイルスの増加を許し、続く炎症反応の暴走が肺炎を引き起こしていたのだ。

新型コロナウイルスの感染の場合、変異による終止コドンの挿入のせいでORF3b遺伝子が短くなり、そのためにインターフェロン産生を抑える機能が失われているはず――佐藤は当初、このような仮説を立てたが、この仮説こそが誤りだったことになる。

何度、実験を繰り返しても同じ結果が得られるならば、仮説に合わなくても、その結果こそが「事実」だ。ウイルスそのものを使った実験や、実際の患者でも同じことが起きていることを示唆するデータがあるならば、もう間違いない。

木村や瓜生たちの実験結果は、テノーバーらが示した新型コロナの特徴を、遺伝子レベルで説明できることになる。佐藤はこの Cell 誌の論文を引用する形で、自分たちの実験結果を伝える論文をまとめ始めた。当初の想定とは真逆の実験結果で、想定していたストーリーは覆ったが、結論も真逆になったのだから、筋が通る。

だが、話はここで終わらない。別の新しい情報が、佐藤らの論文にさらに厚みを加えることになる。

テノーバーらの論文を知って1週間後の4月22日、奇しくも佐藤の誕生日に、非常に興味深い変異の報告が公開データベースに上がった。

前述のように新型コロナウイルスでは ORF3b 遺伝子の途中に変異によって終止コドンの情報が入ってしまい、ごく短いタンパク質しか作れない状態になっている。ところがデータベースに登録されたその新しい報告では、ここに再度、変異が入った結果、終止コドンではなくなり、もっと長いタンパク質が作られるようになっていたのだ。

とはいえSARSウイルス並みの長さになるわけではなく、遺伝子の途中に違う変異によってまた別の終止コドンが入っているため、アミノ酸の数にして56個のタンパク質となる。SARSウイルスの ORF3b 遺伝子と比べると、3分の1ほどの長さだ。

幸いなことに、この変異を登録した医師の名前とメールアドレスがデータベースに記載されていた。南米エクアドルの首都キトにある、サン・フランシスコ・デ・キト大学微生物研究所のパウル・カルデナス（Paúl Cárdenas）だ。彼が率いる研究室では、ウイルスに限らず、病原体のゲノム解析を行っている。同時にカルデナスは感染症患者を診る臨床医でもあった。

佐藤がメールで連絡したところ、即座に返信があった。

変異ウイルスが見つかったのは家庭内でのクラスターだった。高齢の両親のほか、基礎疾患のない39歳と40歳の息子２人も重症化し、兄は命を落とした。

ゲノム解析を行ったカルデナスは「比較的若い２人が重症化した。これはとても重要で、この株に起きている変異が患者の重症度を説明してくれるのではないか」と考えたという。２人から採取したウイルスのゲノム情報を調べ、データベースに登録した。

そのデータを、太平洋の裏側にいるウイルスの基礎研究者である佐藤が見つけ、塩基情報をもとに次の新しい実験に取りかかった。

カルデナスが報告したウイルスのORF3b遺伝子は、もとの新型コロナウイルスよりは長いものの、ＳＡＲＳウイルスに比べるとまだ短い。この遺伝子変異は、感染細胞でどういう反応を引き起こすのか。

結果は驚くべきものだった。インターフェロン産生をさらに強く抑える、という結果が出たのだ。この変異を持つウイルスに感染した39歳と40歳の患者が重症化したという結果とも整合性がとれる。

「患者数が少ないのでこれだけで確かなことが言えるわけではありません。しかし、変異によってウイルスの性質が変わりうる、ということは実験で示すことができました。それが患者の症状の違いにつながっている可能性もあるのかもしれない」（佐藤）。

また、配列のこの部分に変異が入ったウイルスが自分たちの国で出現したら要注意、という注意勧告にもなりうる。

カルデナスは、ゲノム情報をデータベースに登録した時点でORF3b遺伝子に変異が生じていることを認識していた。だが、それによってウイルスの何が変わり、どういう仕組みで性状の変化に影響するのかは「ケイ（佐藤）がコンピューター上での解析と細胞実験から得た驚くべき結果を知らせてくれるまで、まったく知らなかった」。

39歳と40歳という若い重症患者のサンプルについて問い合わせてきたのは世界中で佐藤だけだったそうだ。

「アカデミアのひとりとして、得たデータを早急に公開することはとても重要だと思う。

ケイとの連携を築けたことは、この新しいウイルスを理解する貴重な情報を得るのに、すばらしい機会となった」とカルデナス。

佐藤は、急いで論文を書き上げ、5月18日にCell Reports誌に投稿。7月のリバイス（査読後の修正再投稿）を経て、9月に受理された。こうして新型コロナウイルスについての佐藤の最初の論文が世に出た。

佐藤は、最初の光明となったニューヨークのテノーバーらの研究を、ツイッター（現X）を介して知った。プレプリントの段階だった論文は、その後、Cell誌にオンラインで公開された。

競争が激しい生命科学の分野では、査読を経て論文が公表されるまでは、研究成果を公開しないのが〝常識〟だった。「査読の有無によらず、すぐに研究成果を公開する」という流れになったのは、パンデミックで生じた特筆すべき現象のひとつだろう。

査読を経ていないプレプリントの情報は玉石混交で、ＳＮＳの情報にいたっては「石だらけだった」と佐藤はいう。それでも、有益で確度の高そうな論文の内容はＳＮＳで拡散され、共有されていった。

「あの頃から、世界中のみんなで一致団結してパンデミックに立ち向かおうという雰囲気は確かにあって、自分もその中で一緒に立ち向かう仲間のひとりという意識でいた」と佐藤は振り返る。

〔注〕　ワクチンによって免疫をつけるのではなく、自然の感染によって免疫を得ることを「自然免疫」と呼ぶ使われ方がＳＮＳなどで散見されるが、これは誤りである。本書では「自然免疫(innate immunity)」の本来の意味に従って、さまざまなウイルスや細菌に対して非特異的に発動される身体の最初の免疫反応のことを指す。なお、ワクチンによる免疫も自然の感染による免疫も、特定の相手を攻撃対象とする「獲得免疫」で、自然免疫ではない。

第2章

研究コンソーシアム立ち上げへ

急な方向転換でスタートした佐藤たちの新型コロナウイルスの研究、当初の想定と異なるストーリー展開、実験結果を確かなものに変えた海外からの情報、論文の完成に向けて全力を注いだ研究者仲間と学生たち——。京都から東京への帰途、佐藤の頭の中をさまざまな思いが駆けめぐる。次の展開に向けて、動き出すときが来た。

論文に背中を押されて

波乱を乗り切って、新型コロナウイルス論文をまとめ上げた佐藤らは、２０２０年５月中旬、京都を引き払い東京へ戻った。ORF3b遺伝子に続き、次の論文では、ORF6遺伝子をターゲットに新型コロナウイルスとＳＡＲＳウイルスを比較しようと決めていた。

そのあとはどうするか？

波乱がありながらも、１本目の論文を急ピッチで完成に漕ぎ着けた背景には、専門や得意分野の異なる研究者の集結という強みがあった。全員がそれぞれの能力を発揮できれば、研究テーマが変わっても成果を上げることは期待できる。

この頃から、日本の新型コロナウイルスの研究がうまく稼働しない理由のひとつが、佐藤の目からは、おぼろげながら見えていたという。それは、「連携のなさ」、そして、「実働部隊の少なさ」である。

前章でも述べたが、日本のほとんどの研究機関では、Ｐ３実験施設での新型コロナウイルスの感染実験は厳しく規制されていた。そのような状況では、仮に研究費が支援されていたとしても、研究は満足に進まないことは目に見えている。実際に実験を実施できる研究者がきわめて限られているからだ。つまり、ひとつのプロジェクト、ひとつの研究費に対するマンパワーがきわめて限定されていた。

そうなのであれば、ひとつの研究テーマ、ひとつの研究室にこだわることはないのではないか？　実際、当時の欧米から発表された論文を見ると、多数の研究室が手を組んで、基礎研究の見地から、「新型コロナウイルスパンデミック」という世界的な難題に取り組んでいたことがうかがえる。

ひるがえって、日本では、日本医療研究開発機構（ＡＭＥＤ）や科学技術振興機構（ＪＳＴ）、日本学術振興会（ＪＳＰＳ）からの支援は多数提示されていたし、さまざまなタスクフォースやコンソーシアムが構想されていた。しかし、実際に研究者どうしが手を組んで研究を推進する、という動きはほとんど見られなかった。

そうなのであれば、機動力を生かして研究の幅を広げることは、日本からの研究成果としての国益にもなるだろう。そしてそれだけではなく、参画する研究者ひとりひとりにとってプラスになるに違いない。

だが、それは現実的なことだろうか？　研究費はどうする？


ORF6遺伝子をターゲットにした2本目の論文は、大きな波乱もなく、比較的スムーズに完成した。実験手法は前と同じだ。

この2つの遺伝子は、SARSウイルスの研究では、インターフェロンを使う細胞側の抗ウイルス反応を抑えることに関係しているのではないかといわれていた。先にORF3b遺伝子で実験を行ったのは、新型コロナウイルスのORF3b遺伝子が作るタンパク質が極端に短いという際立った変異があり、こちらのほうがインパクトがあって、短期間に成果を上げるには確実であると考えたからだ。

新型コロナが世界的に大きな影響を及ぼし始めた2020年に、基礎ウイルス学の立場から2本の論文を出すことができた。

「新型コロナウイルスの研究を始める！」と研究室で宣言してから、10カ月が過ぎていた。

日本発の論文が少ない

コロナ禍の拡大とともに、欧米や中国をはじめ、さまざまな国から新型コロナウイルスやＣＯＶＩＤ－19に関連する論文が次々と発表された。

一方、国内では２０２０年夏に差しかかる頃から、「日本発の論文が少ない」という声が聞かれるようになった。

日本で重症患者が増えるにつれて、重症化しやすい人の特徴や薬の投与のタイミングなど、治療に有効な情報が着々と積み上げられた。国立国際医療研究センター国際感染症センターなどが中心となり、全国の医療機関の協力を得て情報を集約し、医療従事者に提供する。だが、世界に向けて英語で発信される論文は少なかった。

第１波の時期から数理モデルを用いて感染の広がりを予測してきた西浦博らのチームは、その成果をいち早く発表したが、西浦が2月中旬以降に、厚生労働省の「クラスター対策班」に加わると、英語の学術論文は出なくなった。

日本発の論文が少なかったことは数字からもわかる。

基礎医学から臨床まで医療系の研究資金に特化したＡＭＥＤが、２０２０年に研究成果として発表したプレスリリースを見ると、約２４０本中、タイトルに「新型コロナ」と入っているものは４本しかない。

ＪＳＰＳの科学研究費補助金（科研費）は予算の使い方の自由度が比較的高いとされる競争的資金だが、２０２０年度に登録された研究成果94件のうち「新型コロナ」で検索すると、１件しか出てこない。

生命科学の分野では、有力な学術誌としてNature誌、Cell誌、Science誌の３誌の名前がよく挙がる。この３誌について「COVID」で検索して集計したところ、２０２０年のアメリカ、イギリス、中国の論文数は、順に３１５、90、88本だった。日本は４本という少なさだ。

やや目立った動きを見せていたのは、東大医科研と米ウィスコンシン大学マディソン校の２カ所に拠点を構える河岡義裕の研究室だった。河岡はもともと呼吸器系の新興感染症が専門だ。ＣＯＶＩＤ－19でのマスクの効果やネコなどのペット動物への感染実験で成果を出した。

大型研究予算取得にチャレンジ

２０２０年11月、ＡＭＥＤは「新型コロナウイルス感染症に関する研究開発を更に加速・拡充する」目的で、令和２年度（２０２０年度）「新興・再興感染症に対する革新的医薬品等開発推進研究事業（新型コロナウイルス感染症（ＣＯＶＩＤ－19）に対する治療薬開発推進のための技術開発等）」の４次公募を発表した。

これは、内閣官房「健康・医療戦略推進本部」が８月26日に決定した「令和２年度第２回医療分野の研究開発関連の調整費の実行計画」を受けての発表である。提案項目のひとつに「新型コロナウイルス感染症対策のための研究開発の推進」（36・７億円）が掲げられていた。

佐藤は、この機会を捉えて大型研究予算の申請をしようと決意した。

４次公募の開始日を確認し、11月25日に申請を行った。研究室を構えてわずか２年の研究者だから、これまでの常識から考えればハードルが高い。申請するだけしてみようという、〝ダメもと〟の姿勢だった。

佐藤の強みは、ORF3bとORF6の2本の論文だ。どちらも「ウイルス遺伝子の変異」に着目した研究だったので、申請書ではそれを前面に出し、「ウイルスの変異が病原性などに与える影響」という研究テーマを打ち出した。ウイルスの「遺伝子の変異」と、それによるウイルスの「性質の変化」は、佐藤がＨＩＶ研究を通して一貫して行ってきた研究である。

書面審査を通過後、面接審査《ヒアリング》が行われたのが12月24日。そのころ世間の関心を集めていたのは、ワクチンと変異株（当初はイギリス株と呼ばれ、のちにＷＨＯがアルファ株と命名）によるイギリスでの急速な感染拡大だった。この変異株の登場は、佐藤が申請した研究計画の内容に直接に関わっている。絶好のタイミングだった。

とはいえ、佐藤が応募した大型研究予算は年間1億円。佐藤のような基礎研究者になじみのある科研費と比較すると、その規模の違いがわかる。

科研費には、おもなものとして基盤研究Ａ、Ｂ、Ｃなどがあり、期間は3〜5年で順に２０００万〜５０００万円、５００万〜２０００万円、５００万円以下となっている。さらに大型のものに特別推進研究・基盤研究Ｓがある。こちらは原則5年で５０００万〜2億円。佐藤が応募したＡＭＥＤの緊急的な研究予算は、単年あたりの予算額としては、科研費の基盤研究Ｓよりもさらに規模が大きい。

ヒアリングでは「良い研究ですね」という好印象の言葉をもらったが、審査に通ったという手応えはなかった。これまでに経験したことのない予算規模だったからだ。

年が明けた２０２１年１月15日、結果を知らせる封書が届いた。採択の通知だった。

基礎研究で社会に応えたい

ＡＭＥＤの採択通知を受けて、にわかに慌ただしくなった。

獲得した研究費は「それまでの研究予算の５倍」だ。これだけの予算があれば、ウイルスを使ったいろいろな実験が始められる。ただし、２０２１年度いっぱいで使い切らなければならないから、実質14カ月しかない。

成果を上げるには、実験を充実させる必要がある。

まず、ＡＭＥＤの申請時に佐藤と共に名を連ねた、熊本大学の池田《いけだ》輝政《てるまさ》、東海大学の中川草を軸に研究計画を具体化しようと考えた。

池田の所属する熊本大学のヒトレトロウイルス学共同研究センターは、ＨＩＶをはじめとする生きたウイルスを扱うＰ３実験を行うことができる。一方、東海大学の中川は、ウイルスの遺伝子配列から系統解析を得意とする研究者で、ウイルス実験はしない。

医科研は当時、安全性の観点から、学生が新型コロナウイルスを扱うＰ３実験をすることを禁じていた。そのため、佐藤の研究室でＰ３実験をできるのは佐藤しかない。「腹を括って」、自分で感染実験の準備を進めることにした。

新型コロナウイルスの出現は社会を揺るがせた。「わからない」と人は不安に陥る。知見が積み上がって治療法や対策が見えてくると、今度は新たな変異株が登場し、再び「わからない」状態に放り込まれた。

「わからない」を脱するために、基礎ウイルス学から科学的に確かな知見を社会に提供したい。佐藤たちはそう考えた。

「僕らがしているような基礎研究の知見が、直接、社会の要望への応えになることは、めったにない。ここでやらないわけにはいかない」

新型コロナウイルスの研究は、実験や解析をしている最中にも新しい知見がもたらされる。これはORF3bの研究の時に経験済みだ。変異株が研究対象となれば、次にどの株が優勢になるのか判断がつかない。治療や感染拡大防止対策に役立てるには、当然、スピード勝負になる。

実験を担うのが佐藤と池田の研究室の２カ所だけでは、どう考えても回らない。仲間を集めて実験を分担しようと考え、何人かに声をかけることにした。

G2P-Japan始動！

仲間集めは想像以上に難航した。

ウイルス研究者には、「専門外のウイルスに手を出すべきでない」という意識を持つ人が少なくない。佐藤自身も「自分の専門はレトロウイルスで、呼吸器疾患の原因ウイルスを研究したことがないから」と、当初は新型コロナに関わることを避けていた。また、限られた時間で意義のある研究ができるのか、と危惧を抱く人もいただろう。

そのようなか、熊本大学の池田が、宮崎大学の齊藤《さいとう》暁《あかつき》に話を持ちかけ、賛同を得た。池田に言わせると齊藤は「ＨＩＶだけでなく、ほかのウイルスも扱い、さまざまな実験ができる優れた実験家」だ。池田と齊藤は同じ時期にアメリカにいたこともあり、「わりと親しくしていたけれど、ケイはそれほどアカツキとは親しくなかった。だから、俺から声をかけようと思った」と振り返る。

さらに池田は、同じ熊本大学ヒトレトロウイルス学共同研究センターの本園《もとぞの》千尋《ちひろ》を誘った。本園は上野《うえの》貴将《たかまさ》教授の研究室にいる免疫学者で、池田とは大学の同期だ。

日本よりはるかに厳格なロックダウンをしていた欧米からは論文がどんどん出ているのに、日本は後れを取っている――。この状況は、ＨＩＶ研究者である佐藤らには既視感があった。

「少なくとも、ＨＩＶの若い研究者の間、つまり、池田、齊藤、本園、僕の間では、欧米の後塵を拝しているという悔しさ、何とかそれを覆したいという気持ちは、共有できていたと思う」

嬉しいことに、ORF3bとORF6の２本の論文で初めて共著者となった広島大学の入江《いりえ》崇《たかし》も参加を快諾した。入江はセンダイウイルスの研究者で、実験に必要なセンダイウイルスを提供し、説得力のある写真を撮るという貢献をしていた。

こうして、新しい研究共同体の姿が少しずつ見えてきた。

ＡＭＥＤへの申請とちょうど同じころ、イギリスで「Ｇ２Ｐ－ＵＫ」という大規模な研究コンソーシアムが立ち上げられた。

「Ｇ２Ｐ」とは、「遺伝型から表現型へ（Genotype to Phenotype）」の略称であり、基礎研究から臨床研究まで、さまざまな分野の専門家を集め、遺伝子の変異によってウイルスの性質がどう変わるのかを突き止めようという組織体だった。

「Ｇ２Ｐ－ＵＫのオマージュ、というかパクリで」、佐藤は自分たちの共同体を「Ｇ２Ｐ－Ｊａｐａｎ」（ジーツーピー・ジャパン）と名乗ることに決めた。

重症化を左右するものは？

池田の誘いで加わった本園は、非常に興味深いデータを持ってきた。

ウイルス感染に対する重症化の要因を、ウイルスではなくヒトの側から探る研究で、日本人に多い白血球のタイプが、新型コロナウイルスのスパイクタンパク質のどの部分を〝敵の目印〟として掲げているかを突き止めたデータだ。

「ウイルス感染症というのは、ウイルス側とヒト側の相互作用で決まります。ウイルス側が変異する一方で、ヒトの側には遺伝的な個人差がある。これを織り込んだ研究ができないかと考えていました。本園さんが参加してくれることになり、彼のテーマを膨らませることになったのです」。

G2P-Japanの最初の研究テーマが決まった。

日本は、中国との人の往来の多さやダイヤモンド・プリンセス号の感染拡大もあって、早くからＣＯＶＩＤ－19の影響を受けてきた。それでも、欧米に比べると人口あたりの感染者・死者は際立って少ない。医療体制の違いや統計の取り方の違いといった理由もあっただろうが、日本の感染者・死者の少なさは世界の関心を集め、感染拡大を抑えるヒントを得ようと研究対象になった。

家族や恋人以外とはキスやハグをしない、家では靴を脱ぐ、花粉症患者の多さからマスク着用に抵抗が少ない、日本語は発話時に飛沫が飛びにくい、そもそも衛生観念が高いといった文化的な側面に関わるものが多いが、科学的検証が望まれるような仮説も飛び交った。結核予防のＢＣＧワクチン（日本で使われたのは日本株というタイプ）が新型コロナウイルスに効いているのではないか、風邪の原因となるありふれたコロナウイルスへの感染率が高いことが幸いしているのではないか、日本人は遺伝的に新型コロナに強いのではないか――。

ヒトの白血球型から探る

本園が示したデータは、いわば日本人の遺伝的形質に着目したものだといってよい。血液型にＡ、Ｂ、Ｏがあるように、免疫細胞である白血球にもさまざまな型がある。

型の違いを示すのは白血球の細胞表面にあるＨＬＡ（ヒト白血球型抗原）というタンパク質で、その組み合わせは数万通りともいわれるほど多様だ。民族によって型の頻度に差があることも知られている。

本園は、ＨＬＡの中でアジア人に多く、日本人の６割が持つとされる「HLA-A24」に焦点を当てた研究をしていた。

ウイルスに感染した細胞は、インターフェロンを作り出し、マクロファージなどを呼び寄せて、ウイルスや感染細胞を丸呑みする「自然免疫」が起きる。続いて、マクロファージなどは、呑み込んだウイルス由来のタンパク質を自らの細胞表面に掲げることで、侵入者の存在をＴ細胞に知らせる。この仕組みを「抗原提示」と呼ぶ。ワクチンを接種した人や一度感染した人が同じ感染症にかかりにくくなる「獲得免疫」は、この抗原提示が起点となる。

マクロファージなどは、身体にとって異物と見なすタンパク質の断片を、細胞表面にあるＨＬＡに挟み込んで抗原提示をする。ＨＬＡを真上から見ると、ホットドッグのような形をしている。ＨＬＡがパンで、挟まれたソーセージの部分がウイルスに由来するタンパク質断片などだ。

ＨＬＡとタンパク質断片の結合は、タンパク質断片の両端近くの2カ所にある特定のアミノ酸の影響を受ける。このアミノ酸はアンカー（錨）と呼ばれ、ＨＬＡの型によってアンカーが異なるため、人によって違いが生じる。

ＨＬＡに掲げられるウイルス由来のタンパク質断片を「抗原決定基」と呼ぶ。抗原決定基の研究はＨＩＶでは盛んに行われているが、ほかのウイルスではあまり進んでいない。「ＨＩＶ以外で詳しく研究が進んでいるのは、（ウイルスではないが）がんくらいではないか」と佐藤はいう。

HLA-A24では、提示されるタンパク質断片の2番目と9番目がアンカーで、それぞれチロシン、フェニルアラニンが入る。

本園は、新型コロナウイルスでは、スパイクタンパク質のどの部分がHLA-A24の掲げる抗原決定基になりうるのかを突き止めていた。スパイクタンパク質のアミノ酸の、端から４４８～４５６番目だ。

抗原決定基に変異が入ると

G2P-Japanが活動を始めようとしていた２０２１年１月、世間ではイギリス株という変異株が話題になっていた（のちにアルファ株に名称変更）。この株は、スパイクタンパク質の５０１番目のアミノ酸が、アスパラギン（Ｎ）からチロシン（Ｙ）に変わっている（N501Y変異）。

これに対し、佐藤たちが注目したのは、カリフォルニア株と呼ばれ始めた変異株（のちにイプシロン株に名称変更）だった。カリフォルニア州で最初に見つかり、その後、アメリカの国内で急速に勢力を伸ばした。

カリフォルニア株は、スパイクタンパク質の４５２番目のアミノ酸がロイシン（Ｌ）からアルギニン（Ｒ）に変わっている（L452R変異）。４５２番目は本園が特定した抗原決定基のちょうど真ん中になる。アンカーとなるアミノ酸に変化はないので、L452Rは日本人に多いHLA-A24でも抗原として提示できる。

「しかし、ＨＬＡが抗原提示できても、それをＴ細胞が認識してくれるかどうかは別の話です。両端をつなぎ止めるアンカーは大事ですが、Ｔ細胞側から見ると真ん中付近のアミノ酸がむしろ盛り上がっているような感じなのです。ロイシンが中性なのに対して、変異後のアルギニンは塩基性で、サイズも分子量にして約1・3倍。これは大きな変化です。それが真ん中にあるわけだから、T細胞がうまく認識できないのではないかなと思いました」と本園は言う。

本園は、従来株に感染して回復したHLA-A24を持つ人の細胞を使って実験をした。従来株に対する獲得免疫の誘導がすでにかかっているT細胞が、L452R変異で真ん中のアミノ酸が変化してもこれを認識できるかどうかを確かめるためだ。結果は本園の予想通りで、L452Rの変異があると、T細胞はこれを認識できず免疫反応は誘導されなかった。

さらに、人工合成したウイルスを使った実験から、L452R変異は、HLA-A24による獲得免疫を逃れるだけではなく、ウイルスの感染力を増強させる変異でもあることを明らかにした(人工合成したウイルスの実験については第4章を参照)。

論文がメディアの注目を集める

2021年4月、プレプリントを掲載するサーバーに投稿すると、さっそく日本のメディアが注目した。

佐藤は、さまざまなメディアに登場し、Ｚｏｏｍの画面越しに研究内容を紹介した。注目が集まったのは、日本人に多いHLA-A24では免疫反応をうまく誘導できないという点だ。

当時は、抗体が活躍する「液性免疫」に関する研究が主体で、Ｔ細胞が活躍する「細胞性免疫」を扱った研究は、新型コロナウイルスではほとんど報告されていなかった。その点でこの論文は非常に学術的意義があるものだったが、報道では「HLA-A24はダメ」というように、内容が単純化されすぎて伝わることもあった。

本園はこう説明する。

「変異株が出るたびに、ワクチンの効果の有無が話題になりますが、ほとんどは中和抗体の血中レベルだけを調べています。抗体には、ウイルスのスパイクタンパク質に結合して、細胞への侵入を阻止するという大きな働きがありますが、免疫はそれだけではない。感染が成立してしまった後でも、細胞傷害性Ｔ細胞（キラーＴ細胞）が活躍してくれます。ワクチンの感染予防効果は落ちても、重症化を抑える効果がそれほど落ちないのは、こういう理由があると思っています。中和抗体だけで、免疫のすべてが回避されるかのような報道のされ方には疑問を持っていました」

HLA-A24ではうまく細胞性免疫が誘導できないという事実があったとしても、免疫の戦力のごく一部が削がれるにすぎない。ひとりの人が持つHLAには、HLA-A、HLA-B、HLA-Cの3つがあり、それぞれの遺伝子を両親からひとつずつ引き継ぐ。

「たまたまHLA-A24を両親双方から引き継いだとしても（日本人の約1割が該当）、HLA-BもあればHLA-Cもある。しかも、これはキラーT細胞の活性化の話で、ヘルパーT細胞はまた別の系になります。免疫はものすごく複雑で、いろんな経路があります。ひとつがダメでも、ほかがある。抗体がダメだから、HLA-A24がダメだから『警戒を強めたほうがよい』というのはその通りですが、それで免疫がまったく効かなくなるというような、そんな単純な話ではないのです」と本園は話す。

刻々と変わる状況を追いかけて

G2P-Japanの最初の論文が話題になったことで、メンバーたちの士気が上がった。それと同時に、流行するウイルスをリアルタイムで追う研究ならではの出来事も経験することになった。

２０２１年１月のプロジェクト開始当初、おもな研究対象にしていたのは、L452R

ではなく、その隣の４５３番目のアミノ酸がチロシン（Y）からフェニルアラニン（F）に変わる、Y453F変異だった。

デンマークで２０２０年４月に見つかった変異株で、２０２０年10月から12月にかけて急拡大した。この変異株はネコやミンクからも検出されていた。公衆衛生学的な観点からすると、ヒトと動物の間を行き来するウイルスは厄介な存在だ。

Y453F変異も、HLA-A24が提示可能な抗原決定基に含まれている。また、本園の実験によって、Y453F変異が、HLA-A24の関わる免疫から免れる変異でもあることも確認できていた。このことから、プロジェクト開始当初は、この変異株を主役に据えて研究を進めていたのだ。

しかし、年が明けると、この変異株は急速に収束していく。代わりに台頭してきたのが、L452R変異を持つカリフォルニア株だった。

「主役に据える予定だったY453F変異だけでなく、いわば保険として、L452R変異、さらに、日本で検出されていたL452M変異（４５２番目がメチオニンに変化）を含めてプロジェクトを進めていた」（佐藤）。

論文をまとめる頃には、デンマークと日本でそれぞれ見つかったY453F、L452Mを持つ変異株の流行は、ほぼ収束していた。そのため、当初は保険と考えていたL452R

変異を持つカルフォルニア株を主役に論文のストーリーを組み立て直した。

ところが、カルフォルニア株の流行は、査読者が論文を審査している間に収まり始める。代わりに広がり始めたのが、インドで見つかった変異株、のちのデルタ株だ。デルタ株も、カリフォルニア株と同様に、L452R 変異を持っていた。

論文が採択され、正式に学術誌に掲載されるのを待つ間にも、デルタ株の流行は拡大し、日本をはじめ世界各地で猛威を振るった。しかし、査読が完了し、論文として認められた研究内容を組み替えることはできない。

結局、編集者の勧めもあり、論文の最後のディスカッションの部分で「デルタ株にもL452R の変異がある」という一文を追記するにとどめた。

時々刻々と、リアルタイムで変遷する事象を追究する研究では、スピード感が決定的に重要になる。この経験が、その後の活動で生かされ、スピード感を何よりも大事にする研究スタイルへとつながっていく。

第3章
初期メンバーたち～合流の背景

佐藤を中心に集まった研究コンソーシアムG2P-Japanの初期メンバーたち。彼らがG2P-Japanで共に研究を行おうと決めたきっかけは何か。この章では、少し時間を遡って、それぞれ背景を紹介したい。彼らの話から、ウイルス研究の幅広さや研究環境が見えてくる。

予期せぬ参戦

話はすこし遡って、２０２０年６月。佐藤のもとに、茨城県つくば市の病院からメールが届いた。

新型コロナウイルスに感染し、症状としては回復したものの、１００日を過ぎても陽性反応が出る高齢の男性患者がいるというのだ。依頼はこの患者のウイルス解析だった。

「当時はまだ、長期陽性者というのはほとんど聞いたことがなかったし、何が起きているのか、単純に科学的な興味があった」と佐藤はいう。

いずれは臨床検体を使った研究をしたいと思っていたこともあり、つくば市の患者のウイルス解析を引き受ける。

当時、佐藤の研究室では生きたウイルスを扱う申請をしていなかったため、ＨＩＶ研究仲間で付き合いの長い、池田輝政に声をかけることにした。

　そのころ池田は、９年間を過ごしたアメリカから帰国し、熊本大学で自分の研究室を立ち上げたばかりだった。熊本大学に着任したのは２０２０年１月だが、３月末期限の研究予算があり、日本とアメリカを行き来していた。

　新型コロナに関する中国やＷＨＯの発表は見ていたものの、国をまたいだ引っ越しや研究成果の仕上げ、新しい研究室の立ち上げに忙しく、積極的に新型コロナウイルスの研究をしようとは考えていなかった。熊本では新型コロナの感染者が少なく、切迫感もなかった。

「当時は、この（ヒトレトロウイルス学共同研究）センターでも新型コロナウイルスの扱いをどうするか、決まっていませんでした。何しろ新しいウイルスだったから、どのくらい扱いに慎重になるべきかもわからない。センターの方針が決まって、扱ってよいとなったちょうどその頃に、ケイ（佐藤）から連絡がありました」

　新型コロナウイルスの研究を始めた理由について、池田はあっさりと答えた。「ケイに頼まれたからですよ。頻繁にやりとりをしていたし、俺がアメリカにいるときも、毎年のように来てくれていました」。

その後、同じくヒトレトロウイルス学共同研究センターの免疫学者で、感染予防部門感染免疫学分野の本園千尋に池田が参加を促し、本園が持ち込んだ研究データが、G2P-Japan の最初の論文へと発展したのは第2章で述べた通りだ。

ＨＩＶ研究の拠点――熊本大学

池田と本園が勤務する熊本大学は、ＨＩＶ研究の日本での拠点のひとつになっている。

１９８０年代にエイズが世界で話題になる少し前、成人Ｔ細胞白血病という病気に関するブレークスルーがあった。九州・沖縄に患者が特に多発しているこの疾患は、40年程度の潜伏期間を経て発症する、ウイルス由来のがんであることが突き止められた。疾患としての概念を確立し、診断・治療の道を拓いたのが、熊本大学の高月清《たかつききよし》である。

原因となるウイルスが同定されたのは１９８０年のことで、この年に熊本大学から京都大学に移った日沼頼夫《ひぬまよりお》の業績だ。佐藤の恩師である京都大学の小柳義夫は日沼の弟子なので、佐藤は日沼の孫弟子ということになる。

熊本大学では、原因ウイルスであるヒトＴ細胞白血病ウイルス（ＨＴＬＶ）の研究が盛んに行われていた。その後エイズ／ＨＩＶが社会問題となってくると、ＨＴＬＶの研究者の多くがＨＩＶの研究を始めた。同じレトロウイルスで、感染する細胞がＴ細胞であるという点もＨＴＬＶとＨＩＶは共通する。ＨＩＶの増殖を抑える世界初のエイズ治療薬ＡＺＴを開発した満屋裕明《みつやひろあき》も熊本大学で活躍した研究者だ。文科省の「グローバルＣＯＥプログラム」が始まると、熊本大学は２００８年に「エイズ制圧を目指した国際教育研究拠点」となる。その拠点代表は満屋だった。

なお、ヒトレトロウイルス学共同研究センターは、熊本大学エイズ学研究センターと鹿児島大学難治ウイルス病態制御研究センターの統合・再編により、２０１９年４月に設立された。現在は、熊本大学キャンパス、鹿児島大学キャンパスの２カ所で運営されている。

若手参加のセミナーで人脈づくり

熊本大学では、国内外のエイズ／ＨＩＶ研究者が集まる「熊本エイズセミナー」を２０００年から毎年開催している。「学生にも参加しやすい雰囲気があって、僕も修士課程の学生のころからほぼ毎年参加していました。池田とはそのたびにいろいろディスカッションしたり、くだらない話をしたりして笑いあったりしていました」と佐藤はいう。

ＨＩＶを含むレトロウイルスは、感染すると、自分のゲノムを感染細胞のゲノムに挿入して潜伏する。細胞には、このウイルスの感染や複製を阻止するためのタンパク質がある。このタンパク質は哺乳類に広く見られるが、種によって少しずつ異なっている。池田が研究対象にしていたのはこのタンパク質だ。

一方、佐藤は、池田が研究しているヒトのタンパク質の働きを阻害するウイルス側のタンパク質を研究していた。もともとはチンパンジーを宿主としていたウイルスがＨＩＶとしてヒトに感染できるようになったのは、ウイルスの側に変異が起きてヒトのタンパク質の働きをすり抜けられるようになったからだ、と考えていた。

お互いの知見が自分の研究にも直接に役立つこともあって、学生時代は京都と熊本、池田の留学後は日本とアメリカと離れてはいたが、「機会があれば、必ず会って話す間柄」だった。

一方、本園はヒトの免疫の研究者で、当時からＨＩＶに対する獲得免疫の研究に従事していた。佐藤とは専門分野は違うが、やはり熊本エイズセミナーを通して顔見知りになっていた。毎年、開催されていたセミナーが、若手研究者の人脈づくりの場になり、G2P-Japan の発足につながった。

ゲノムからウイルスを探る

東海大学の中川草はゲノム解析を得意とする遺伝進化学者で、ウイルスも研究対象としている。ウイルスの遺伝子やゲノム情報をもとに比較解析を行い、その機能や進化を探っている。遺伝情報さえあれば、どのようなウイルスもこれまで研究対象としてきた。ORF3b、ORF6の2本の論文では、ＳＡＲＳウイルスをはじめとするヒトに感染するほかのコロナウイルスや、コウモリやハクビシン、センザンコウを宿主とするコロナウイルスとの系統解析を行った。

中川が新型コロナウイルスの研究を始めたのは、「実験医学」（羊土社）の原稿依頼がきっかけだった。

それまで新型コロナの研究や情報収集はあまりしていなかったが、ちょうど米国のウイルスに関する研究集会に出席し、シドニー大学のエドワード・ホームズ（Edward Holmes）に会える機会が２０２０年の3月上旬にあった。

ホームズは新型コロナウイルスのゲノム配列を最初に公開したひとりで、その起源などについて研究し、ＳＮＳで積極的に情報発信していた。たとえば、流行の初期に北京大学の研究チームが、やはりゲノム解析から、このウイルスの起源をヘビであるとした論文を出しており、これに対して反論を加えていた。

中川は、ホームズから裏話のようなものが聞ければ、それを盛り込んで原稿が書けるだろうと執筆を引き受けた。

「ところが、海外渡航が禁止になってしまい、話を直接聞ける機会を失ってしまった。仕方がないので、自分でコロナウイルス関連の文献を読んだり、コロナウイルスの分子進化解析を行ったりして、総説を書きました」。このときに書いたコウモリなどのコロナウイルスやＳＡＲＳウイルスなども含めた進化系統樹が、ORF3b 遺伝子の論文につながった。

佐藤と中川には苦い共通体験がある。２人は２０１４～２０１５年にアフリカでエボラウイルスの集団発生《アウトブレイク》があったときに、旧来型のエボラウイルスとこの時のエボラウイルスの系統解析を行い、ウイルス側の変異によって何が変わったのかを突き止めようと一緒に研究していた。しかし、「研究競争に負けて、出版に関してはほかの研究チームに先を越されてしまったのです」。

このときの経験と悔しさから、「今度こそは！という感じがありました」。

実験巧手の哲学と実践

同じＨＩＶ研究者どうしではあるが、宮崎大学の齊藤暁と佐藤は、なんとなく距離を置いた付き合いだった。

仲が悪いわけではなく、熊本エイズヤミナーをはじめＨＩＶ研究者の集まりでは顔を合わせていたし、齊藤は佐藤のことを「ものすごく論文を書く研究者」、佐藤は齊藤のことを「馬力のある実験屋」として、互いに一目置いていた。

熊本大学の池田の誘いで齊藤はG2P-Japanに参加することになったが、「齊藤さんはどういう思いで引き受けてくれたのだろうか」と佐藤。一方、齊藤は「自分の得意な分野を評価してもらって、誘ってくれたのは嬉しかった」という。

齊藤には実験の巧手としての自負があった。「こういう言い方をすると、ほかの分野の先生に怒られるかもしれませんが」と前置きをしたうえで齊藤は続けた。

「ＨＩＶ研究の分野は、先進国でも患者の多い感染症だったこともあり、40年の研究の積み重ねがある。だから、求められる実験の量と質が違うのです。『こんな実験しました』程度の論文は受理されません」。齊藤は留学時代に米国の恩師から実験に対する姿勢をたたき込まれた。「時間あたりのデータ量を最大にする」。これが齊藤の哲学だ。

佐藤は、実際に一緒にやってみて、齊藤が新しい実験系を立ち上げる際の上手さを実感した。スピード、馬力、胆力、どれも群を抜いている。

生命科学の実験では、一般的な蓋付きシャーレのほかに、１枚のプラスチック板にたくさんのくぼみ（穴）のある細胞培養用のプレートを使うことが多い。プレートの大きさはほぼ共通だから、くぼみの数が増えるほど、穴は小さくなる。佐藤によると、「小さいほど実験データのブレが大きくなるので、僕はあまり小さいのは使いたくない。直径が２センチくらいの12穴とか24穴を使うのですが、齊藤さんは96穴を使いますからね」。

齊藤は「うちの研究室では１日に、96穴を50枚使うことがあります」という。齊藤がG2P-Japanで担当している抗体の中和実験では、ひとつの試料ごとに血清の希釈度を３倍、９倍、27倍……と７段階、用意する。比較対照用に何も入れていないものも加えて、合計８条件。それらに決められた量のウイルスを入れ、抗体との反応を見る。「それぞれの試料ごとにまったく同じ条件のものを３セット作りますから、ひとつの試料だけで24。96なんて、あっという間です」。

ここまでの量をこなすには「精神論ではだめ。徹底的に効率化を図っています」。たとえば、齊藤の研究室では電動ピペットを揃えている。ピペットはいわば精密スポイトで、液体の試薬や試料を精確に測りとる。親指でピストンを押して手動で操作するピペットもあるが、「一日中使っていると、腱鞘炎になります」。押す操作の負担が軽い電動ピペットは手の疲労度がまったく違うが、高価だ。「そういう出費をいとわない、ということです」。

また、試料などを入れるチューブやシャーレに何が入っているかは油性ペンで手書きするのが普通だが、齊藤の研究室ではラベルプリンター《テプラ》を使っている。テープの色で区別すれば、誤りも少なくなるという。「全部で15色くらい使っています。見分けがしやすい色は全部使っているんじゃないかな」。

実験者の動作の最適化にも配慮する。ピペットの先端に、チップと呼ぶ使い捨ての部品がある。余計なものが混ざらないように、吸引する試料や試薬が変わるたびにチップを交換するが、こうした交換作業が最少で済むように、どこにどの順番で何を入れていくのかを「置き場所も含めて徹底的に効率化している」。

さらに齊藤は、うまくいった実験系でも、絶えず効率化を求めて改良することを好む。

佐藤が「齊藤さんのアレがなければ、この速さは求められなかったのではないか」と評する実験法がある。ウイルスを含む、培養細胞の上澄みを精製するステップを省いてウイルス量を測定する方法で、齊藤を通してG2P-Japanのスタンダードな実験手法となった。「もともとはアメリカ留学時代のラボ仲間が開発した方法で、僕はそれを日本で始めただけ。広まるべき方法なので、佐藤さんにも必ず引用論文に加えるように頼んでいます」。

「僕なんかは、一度うまくいった実験法はむしろ変えたくないのですが、彼はどんどん改良していく」と佐藤はいう。齊藤は齊藤で、「そういう新しい試みを受け入れてくれるのが、G2P-Japanの懐の深さというか、良さですよね」と述べた。

疾患よりもウイルスそのものに興味

ORF3bとORF6に関する2本の論文の共著者のほとんどは、以前から佐藤とつながりのあった人たちである。佐藤が主宰者となって立ち上げた研究コンソーシアムG2P-Japanの設立メンバーとして加わった人も多い。

その中で、広島大学の入江崇はやや背景が異なるひとりだ。入江と佐藤の共同研究は

ORF3b の論文が初めてだった。

入江の専門はセンダイウイルスである。

センダイウイルスはマウスに肺炎のような呼吸器疾患を引き起こすウイルスで、感染力は強いが、人にはほとんど病気を起こさない。

東北大学の石田名香雄《いしだなかお》が１９５３年に発見し、大学の所在地である宮城県仙台市にちなんで命名された。のちに大阪大学の岡田善雄《おかだよしお》が、このウイルスには異種の細胞を融合させる機能があることを発見した。

このはたらきを使ってヒトとマウスの融合細胞が作られたり、細胞に遺伝子などを導入したりするときの遺伝子の運び屋《ベクター》にも使われている。細胞工学や遺伝子工学を支えてきたウイルスといえる存在だ。

センダイウイルスを扱う研究者のなかには、ベクターの機能の向上を目指す人も多いが、入江の研究は基礎寄りで、遺伝子やその機能を研究している。もっとも、ベクターの開発には基礎研究の成果が大きく影響する。「センダイウイルス側の遺伝子発現を制御するメカニズムがわかれば、導入したい遺伝子に応じて、たとえば、発現の強さを調整するといったこともできます」。ベクターを手がける研究者のニーズで共同研究を行うこともあるという。

入江は、佐藤の師である京都大学の小柳義夫とは知り合いだったが、佐藤とは研究対象が異なることもあって、言葉を交わす機会はほとんどなかった。

話をするようになったきっかけは、東大医科研の河岡義裕が研究総括を務めた２０１６～２０２０年度の新学術領域「ネオウイルス学：生命源流から超個体、そしてエコ・スフィアーへ」だった。

文部科学省の大型予算がつく研究プロジェクトで、佐藤は２０１６年の発足当初から前後期にわたって、入江は後期から参加していた。厚生労働省ではなく文部科学省のプロジェクトであることからもわかるように、治療法や診断法の開発を目指して病原体としてのウイルスを扱うというよりは、ウイルスという生物学的存在をより深く知ろうという基礎研究の側面が強い。

この領域研究でのある会合で、入江と佐藤は同じテーブルで隣り合わせになった。２人の会話は他愛のない話で始まり、たまたま子どもたちが同じ英語教材アプリを使っていることがわかると、飽きずに使いつづけられるだろうかといった話題になった。ママ友ならぬパパ友のような会話だ。佐藤が入手していたのはお試し版だが、入江はコンプリート版を持っているというので、佐藤からあれこれ質問をした。

会合の後日、入江は佐藤がたずねたことについて、メールで丁寧に回答してくれた。「年上なのに先輩風を吹かせるでもなく、親切で話しやすい人だ」と佐藤は感じた。

ORF3bの実験でセンダイウイルスを使う必要性が出てくると、佐藤は真っ先に入江を思い出した。

当時は、新型コロナウイルスを使う実験を学生にさせることができなかったので、遺伝子だけを細胞に組み込む実験を計画した。しかし、細胞にインターフェロンの産生を促すには、何かを感染させなくてはならない。インターフェロンはウイルスの種類にかかわらず生じる自然免疫を担う分子なので、新型コロナウイルスである必要はない。佐藤はインターフェロン産生の実験でよく使われるセンダイウイルスを選んだ。これなら学生でも扱うことができる。

センダイウイルスの専門家で、自然免疫に関心のある入江に協力を求めたところ、入江は快く応じてくれた。

細胞にORF3b遺伝子を導入すると、ORF3bタンパク質が作られる。第1章で説明したように、新型コロナウイルスではORF3b遺伝子の途中に変異があり、できてくるタンパク質は短くなる。作られなかった部分には、重要なシグナルを担う配列があるが、この情報が失われているため、不都合が生じる。

体内で作られるタンパク質はすべて細胞質のリボソーム上で合成され、その後、細胞外に分泌されたり、細胞表面の膜タンパク質になったり、細胞質にとどまったり、細胞の核の中へと移動したりする。こうしたタンパク質の移動は、目印となる配列をもとに制御されるが、新型コロナウイルスのORF3bタンパク質には変異のせいで目印の配列がなく、核内に移動せずに細胞質にとどまることが予想された。

佐藤らのORF3bの論文では、さまざまなコロナウイルス類のORF3b遺伝子を作り、できたタンパク質が細胞のどこに存在するかが一目でわかるような写真を載せている。この実験をして写真を撮影したのが入江だ。

ＳＡＲＳウイルスのORF3bタンパク質は核と細胞質の両方が緑に光るが、新型コロナウイルス（従来株）のORF3bタンパク質とパウル・カルデナスが報告したエクアドルの変異株のORF3bタンパク質では、細胞質しか光っていない。ORF3bタンパク質が細胞質にとどまっていることを視覚的に捉えることができた。

このことから、ORF3bの遺伝子変異が原因で、インターフェロン遺伝子をスイッチオンにする転写因子が細胞質から核に移動できず、結果的にインターフェロン産生を抑えていることがわかってきた。

新型コロナウイルス研究に踏み切るのをためらうウイルス研究者が多いなか、入江は、「あまりこだわりはなかったですね。遺伝子の変異によってウイルスがどう変わるのか、というのはまさに私の関心事でしたから、どのウイルスでもよかったのです」という。

G2P-Japan に参加した理由はほかにもあった。

「日本のウイルス研究は、縦割りなのです。ＨＩＶやインフルエンザウイルス、Ｃ型肝炎ウイルスと、ウイルスの種類ごとに分かれています。センダイウイルスはパラミクソウイルス科に属していて、麻疹ウイルス、ムンプスウイルス、ＲＳウイルス、ニパウイルスなどもパラミクソウイルスです。それぞれに研究者はいますが、つながりはほとんどありません。ＨＩＶや肝炎ウイルスは、研究者人口が多いこともあって、共同研究や研究会での意見交換をわりと活発にしている。それがすごくうらやましかった」

以前に、若い研究者が自由に研究談義をできる場を作ろうと、中国・四国地方の大学を中心に若手ウイルス研究会を開いたことがあったが、「もっと来てくれるだろうと思ったのに、参加者があまりいませんでした」。若手のなかには、教授があまりいい顔をしなくて、と参加を見合わせた人もいた。

「G2P-Japanでは、みんな遠慮なく意見を言えます。新学術領域のネオウイルスもそうでしたが、いろんな分野の人がいる。まさに侃々諤々《かんかんがくがく》。それが楽しい。ほかの共同研究だと、著者の順番はどうするかといった話に時間を使ってしまうのですが、G2P-Japanではそういうことはありません」

入江はウイルスに関する実験は一通りできるが、G2P-Japanではおもに細胞実験と顕微鏡写真の撮影を担当している。

「いろんな研究者が仕事を分担してひとつの論文にしていくのは、研究のあるべき姿ですよね。こういうスタイルでの研究を本当にしたかった」と話す。

第4章

新型コロナウイルスの人工合成

佐藤らがG2P-Japanの最初の論文でテーマにしたのは、ウイルス遺伝子の変異（Genotype）がウイルスの性状の変化（Phenotype）にどのようにつながり、流行の規模やヒトの免疫、病原性にどう作用するかということだ。このテーマはG2P-Japanの名称そのものであり、その後も研究ターゲットとして続いていく。

CPER法の改良で新型コロナウイルスを人工合成

自然に生じた変異株は複数の変異を同時に起こしていることが多く、個々の変異の効果を見きわめるのは困難だ。注目する遺伝子変異だけを含むウイルスを人工的に作ることができれば、この問題は格段に扱いやすくなる。遺伝情報から遺伝子を合成するリバースジェネティクスの手法だ。

扱う遺伝子の塩基の数が少ない場合、ウイルス遺伝子の人工合成は難しくない。ORF3bやORF6の実験では、塩基数が数百程度の遺伝子を人工合成した。ところが、新型コロナウイルスのゲノムは約3万塩基と桁違いだ。この長さのゲノムを人工合成する手法は、当時はまだ開発されていなかった。

新型コロナウイルス感染症が世界に影響を及ぼし始めると、新型コロナウイルスの人工合成に意欲を見せる研究者が出てきた。２０２０年5月に北海道大学大学院医学研究院病原微生物学教室に着任したばかりの福原崇介《ふくはらたかすけ》もそのひとりだ。福原は、Ｃ型肝炎ウイルスを中心に研究を行ってきたが、２０１７年頃から、新興・再興感染症に研究の拠点を移しはじめていた。

福原は、以前から人工ウイルスを効率的に作る方法を検討していた。注目したのは、２０１３年にオーストラリアのアレクサンダー・クロミーク（Alexander Khromykh）が確立したＣＰＥＲ《シーパー》（Circular Polymerase Extension Reaction）法という技術だ。

ゲノムが1万塩基程度のフラビウイルス向けに開発された手法で、全工程を含めて7日程度で人工ウイルスを得ることができる。フラビウイルス科には、日本に患者の多いＣ型肝炎の原因ウイルスのほか、デング熱やジカ熱を引き起こすウイルスが含まれる。福原は、ＣＰＥＲ法の開発者のクロミークらとの共同研究を通して、この手法をすでに習得しており、これをコロナウイルスに応用できれば、その貢献は大きいと考えた。

前任地の大阪大学微生物病研究所（阪大微研）と札幌を月に数回行き来しながら、ＣＰＥＲ法の改良によるコロナウイルスの人工合成の研究を進め、ほぼ2カ月半で開発に成功する。

学術誌に投稿すると同時に、査読前の論文を載せるプレプリントサーバー上で公開した。２０２０年９月のことだ。

CPER法を習う

その年の12月、ウイルス学の若手研究者ネットワークの研究集会がオンライン開催されることになっていた。佐藤の研究室に所属する伊東潤平は、この若手ネットワークの世話人を務めていた。

ほか５人の世話人のなかに、阪大微研の鳥居《とりい》志保《しほ》がいた。鳥居は松浦《まつうら》善治《よしはる》教授（当時）の研究室に所属する研究員で、福原が北大に移る前に松浦研究室に在籍していたことから、福原とともにＣＰＥＲ法の開発に取り組み、論文の筆頭著者になっていた。

研究集会の準備中、鳥居とやり取りをする機会の多かった伊東は、新型コロナウイルスの人工合成がＣＰＥＲ法の改良で可能になったことを聞いた。論文が公開された直後のことだ。

伊東はすぐに佐藤に伝えたが、そのときの佐藤は、「よく3万塩基でできたな」と印象深く思ったものの、ORF6遺伝子に関する論文や年度末の学位審査に向けて慌ただしくなってきた時期で、ＣＰＥＲ法を研究に生かすために動くことはなかった。

しかし、ＡＭＥＤの研究予算に採択されると、状況が変わってきた。

新型コロナウイルスの変異を再現する人工変異ウイルスが短期間で作れるとしたら、個々の変異がその株の性質をどう変えるかを探る研究に大いに役立つ。

12月の若手研究者のオンライン研究集会は、佐藤の研究室の会議室がスタジオとなり、世話人の鳥居も東大医科研にやって来た。改めてＣＰＥＲ法の話を聞いた佐藤は、これを習得したいと考えるようになり、北大の福原に連絡を取った。

福原と佐藤は、２０１６～２０２０年度の文科省の大型研究計画・新学術領域「ネオウイルス学：生命源流から超個体、そしてエコ・スフィアーへ」（代表者：河岡義裕）で一緒だったことから、顔見知りだった。

福原はこう振り返る。「論文を公開したあと、『こういうウイルスを作ってほしい』と頼んでくる人はたくさんいましたが、『自分たちもこの手法を使ってウイルスを作りたい』と言ってきたのは佐藤さんが最初です。嬉しかったですよ。こういう実験手法は、みんなが使えるようになって広まってくれてこそ意味があると考えていましたから」。

話はすぐに進んだ。「阪大の鳥居さんも、『また東京に来て、手取り足取り教えますよ』

と言ってくれていたのですが」（佐藤）、２０２１年の年明けは新型コロナの第３波のまっただ中で、上京は困難になった。「結局、必要な実験試薬を送ってもらって、電話などで教えてもらいながら、自分ひとりでやりました」。

佐藤はすでに、コロナウイルスを人工合成するＰ３実験を行うために必要な手続きを済ませていたが、学生にＰ３実験をさせることは、東大医科研ではまだ許されていなかった。Ｐ３実験室に入れるのは佐藤しかいない。頭から足元まですっぽり覆う宇宙服のような防護服の着方など、実験に必要な手順は、河岡研究室のスタッフに習った。

ＣＰＥＲ法では、ウイルスのゲノムを一から作っていくが、成功したかどうかを確認するまでに時間がかかる。構築したウイルスゲノムを細胞に組み入れ、その細胞がウイルスを作り出せば成功だ。毎日インキュベーター（細胞を培養するための恒温槽）から細胞を取り出して、顕微鏡で観察し、細胞の様子が変わったかどうかを判断するしかない。

G2P-Japan の最初の論文で目指したL452R 変異に着目した研究は、佐藤が作ろうとしている人工合成変異ウイルスがないと進まなかった。不慣れな防護服での作業は肉体的にも負担があったが、佐藤は「とにかく早く、みんなを待たせてはいけない、自分がみんなの足を引っ張ってはいけない」と思っていた。

何回か失敗を繰り返した末、細胞の様子がいつもと明らかに異なっているのを目にし、成功を知った。

「やっぱり嬉しかったですよ。実験は学生時代から、それはもう、いろいろなことを数え切れないほどしていますけど、このときの成功が一番嬉しかった」

無事にL452R変異を含んだ人工変異ウイルスを作ることができた佐藤は、さっそくそれをG2P-Japanのメンバーと共有する。それぞれの研究室で結果を相互に確認し、論文につなげることができた。

肝炎ウイルスから新興感染症へ

北大の福原が、それまでの肝炎ウイルスの研究を新興・再興感染症にシフトさせたのには、いくつかの時代背景がある。

２０１４年、東京の緑豊かな公園を起点としてデング熱の感染拡大が生じ、感染者は１６０人に達した。デング熱は蚊に刺されることで感染する疾患だ。国内での流行は実に70年ぶりだった。

また、２０１６年にはリオ五輪の開催を控えた南米でジカ熱が流行した。妊婦が感染すると胎児に深刻な悪影響を及ぼす可能性があることから、ＷＨＯは妊婦に対して渡航中止勧告をした。

デング熱もジカ熱も、原因となっているのはC型肝炎ウイルスと同じフラビウイルス科のウイルスである。

一方、C型肝炎については２０１０年代になって抗ウイルス薬が誕生し、ウイルス感染症としては、初めてにして現時点では唯一の「薬で根治できる感染症」になった。いずれは撲滅を目指せる段階に移せるだろう。

C型感染ウイルスの研究をしてきた福原は、２０２０年のノーベル生理学・医学賞がこの分野の研究者に贈られたことを喜んだ。

「受賞者の3人は大きな研究集会にはいつも姿を見せる人たちでした。向こうは覚えていないと思いますが、私の発表を聞いて、(ノーベル賞受賞者のひとりである)チャールズ・ライス(Charles M. Rice)博士から『Good job!(いい研究だね)』と声をかけてもらったこともあります」

半面、「ああ、これで終わったのだな」という印象もあった。

「ウイルスの発見から薬の開発までが綺麗にまとまって、そこにノーベル賞が渡された。大河ドラマのエンドロールを見ている感じ、とでも言えばいいのか。大きな仕事をやり遂げて『おつかれさま』とねぎらってもらっているような、そんな感じでした」

北大に着任したとき、北海道では緊急事態宣言が出ており、何か自分にできることがあれば、コロナウイルスを扱ってもいいかなと考えた。Ｃ型肝炎ウイルスと新型コロナウイルスは、ウイルスとしてはまったく違うものだったが、新興・再興感染症を研究ターゲットにしていた福原にためらいはなかった。

改善点が見つかるうちは続ける

ＣＰＥＲ法の改良について、少し詳しい内容を補足しよう。

福原が手がけていたＣ型肝炎ウイルスのゲノム量は１万塩基程度で、コロナウイルスの約３万塩基に比べるとかなり小さい。ＣＰＥＲ法を用いれば、望みの変異を入れたウイルスのゲノムＤＮＡができる。これを細胞に組み入れると、細胞の中でウイルスが作られる。全体で２週間もあれば人工変異ウイルスが得られる。

ＣＰＥＲ法は、鋳型となるＤＮＡ断片をもとに次々に複製を作っていくＰＣＲ法を応用したものだ。ＰＣＲ法では複製できるＤＮＡ断片の長さはせいぜい３０００塩基まで。

それ以上に伸ばそうとすると急に効率が下がる。

約1万塩基のＣ型肝炎ウイルスでは、6つほどの断片に分けて、つなぎ部分がオーバーラップするように設計する。断片をつなぎ合わせると、環状ＤＮＡとしてウイルスゲノムを増やすことができる。

理屈では、長くなるほど断片の数を増やしてつなげばよい。だが、1万塩基でも常にうまくいくわけではなかった。阪大では、何人かの先生から「無理だから、やめたほうがいいよ」といわれた。

一方で、新型コロナウイルスの人工合成の研究は、すでに競争状態になっており、福原が知るだけでも3チームが取り組んでいた。その中には、ＣＰＥＲ法を開発したオーストラリアの研究チームも入っている。

ＣＰＥＲ法では、得られた環状ＤＮＡを細胞に組み込んで、細胞に人工ウイルスを作らせるが、このステップにたどり着くまでに何度となく失敗をくり返した。細胞に入れられる環状ＤＮＡを得た後も、10回は試行錯誤を続けた。成果が得られるまで2カ月ほどかかった。

福原にはできるという確信があったのだろうか。

「確信はまったくないですが、これができたら世界が変わるという気持ちはありました。うまくいかなくても、改善点を見つけられるうちは、やめずに続けようと思っていました」という。

「実験をしない人にこの感覚を伝えるのは難しいのですが。（塩基数が）１万だって、全部がうまくいくわけではない。なので、３万は無理と考える人もいるだろうと思います。その感覚もわかります。でも、僕は３万はいけると思った。これは本当に感覚なのです。では、エムポックスウイルス（サル痘ウイルス）はどうか？　これは無理だと思います。（塩基数が）20万もあるので。理屈では可能かもしれませんが、聞かれたら私も、無理と答えるでしょう」

動物実験に着手する

福原は佐藤の求めに応じて、ＣＰＥＲ法で新型コロナウイルスの人工変異ウイルスを作る技術を伝授した。この貢献で、G2P-Japan の最初の論文に共著者として名を連ねている。ただし、このときの福原は、G2P-Japan のメンバーという立ち位置ではなかった。

「福原さんは、G2P-Japan に参加したいと言ってきてくれた最初で唯一の人」と佐藤はいう。佐藤自身もＣＰＥＲ法を使えるようになっていたので、役割分担という観点からも、何かG2P-Japanに持ち込んでくれる新しい技術はないか、という話になった。

「佐藤さんとメールのやり取りをしているときに、動物実験をやってくれる人がいないという話が出ました。私も阪大ではやったことがなかったのですが、いたんですよ、ここ（北大）に」

福原が着任した研究室に以前から在籍する助教の清水健太《しみずけんた》のことだ。聞いてみると、マウスの扱いには慣れていて、ハムスターの実験も経験があるという。「清水さんに新型コロナウイルスを一緒にやってみませんかと話したところ、快諾してくれました」。

清水がおもに扱っていたウイルスはハンタウイルスで、呼吸器に感染したあと全身に広がって出血熱をもたらす。コロナウイルスとはまったく別のウイルスだが、そこは大きな問題にならなかった。「動物に感染させるときの手技や麻酔の仕方から、飼育に必要なものや動物の購入の仕方まで、清水さんが、僕と一緒に阪大から来た助教の鈴木《すずき》理滋《りげる》さんに教えながら、動物実験を進めてくれました」。

清水が２０２０年10月に群馬大学の講師となった後は、鈴木や、獣医師でもある助教の田村友和《たむらともかず》が動物実験を引き受けてくれるようになった。

G2P-Japanの最初の論文には動物実験は含まれていないが、以降の論文ではハムスターなどを使った実験結果が載るようになる。

桜の写真が運んだ血液試料

世界中で大勢の人が感染しているということは、ウイルスにとって複製のチャンスが多いということだ。それは、ウイルスに変異が生じる機会も多いことを意味する。

G2P-Japanの最初の論文の初稿をまとめ上げた２０２１年4月ごろ、日本ではワクチン接種に関心が集まっていた。今後も変異株が出てくるとなると、「新たな変異株にワクチンの効果は維持できるか」が話題になるだろうと佐藤たちは考えた。それを調べるには、ワクチン接種をした人の血液試料が必要となる。

入手先は臨床の現場しかないが、頼めそうな人が思い浮かばない。

考えあぐねていたところ、いつものように仕事帰りの電車の中でスマホを見ると、見覚えのある桜の写真がFacebookに届いていた。背景は青空で手前に通りの名の標識を配してある。京都の冷泉通りと川端通りがT字路をつくる場所で、佐藤が「京都で一番と思っている桜」の写真だった。

京大時代の佐藤は毎年桜の季節になると、通りの名の標識とともにこの桜を写真に撮り、「Facebookに投稿していた。まったく同じ構図の写真が「ちょっと寄り道しました！」というメッセージを添えて、佐藤宛てに送られてきたのだ。

送り主は京都大学医学部の血液・腫瘍内科学助教（当時）の白川康太郎《しらかわこうたろう》だった。佐藤と同じくＨＩＶを専門としていることから、親しい間柄だ。

「ああそうだ、白川さんに頼んでみよう」

京都大学医学部附属病院では、２０２１年2月に始まった医療従事者へのワクチン先行接種にあたり、対象となった職員から試料を集めていた。接種前、1回目の接種後、2回目の接種後に、毎回採血をしていたのだ。取りまとめをしていたのは、血液・腫瘍内科学の高折晃史《たかおりあきふみ》教授で、白川は高折の研究室に属している。

佐藤の頼みを白川は快諾し、血液試料のうち、抗体を含む血清は中和抗体実験をする宮崎大学の齊藤暁に、白血球を含む細胞成分は熊本大学の本園千尋に、それぞれ送ってくれた。これで、G2P-Japan でも、ワクチンの効果を検証するための中和抗体実験ができるようになった。

実は、このエピソードには後から明かされた裏話がある。２０２２年7月に佐藤が京都に行ったときに白川が佐藤に明かした話だ。

白川には、ワクチン接種の前後に体系的に採血された試料が貴重な〝宝の山〟であることは十分にわかっていた。だが、臨床医でもある白川らには、実験や解析をしている

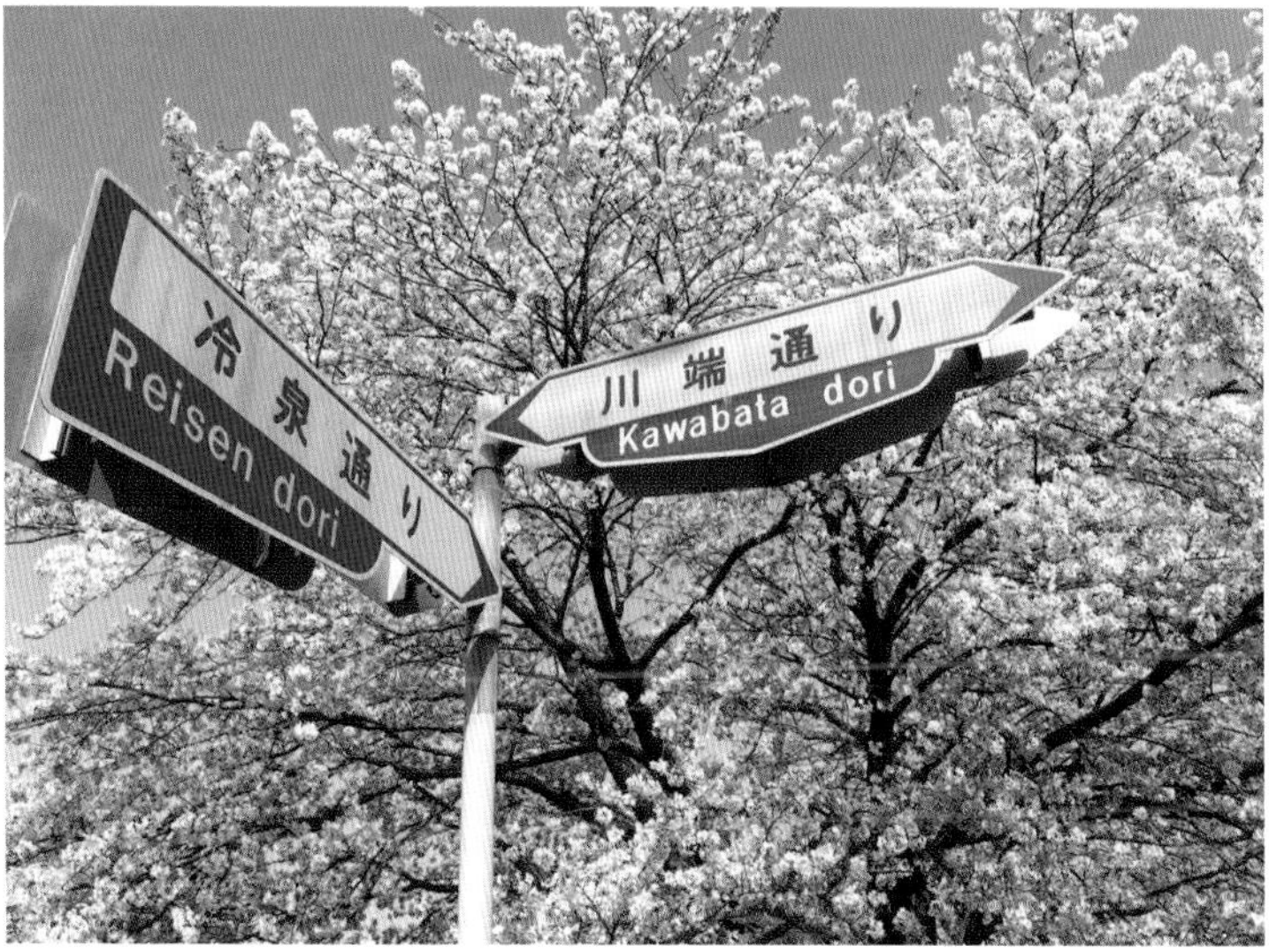

京都・冷泉通りの桜　「日本で一番美しい桜だと思っている」（佐藤）。　撮影：佐藤佳

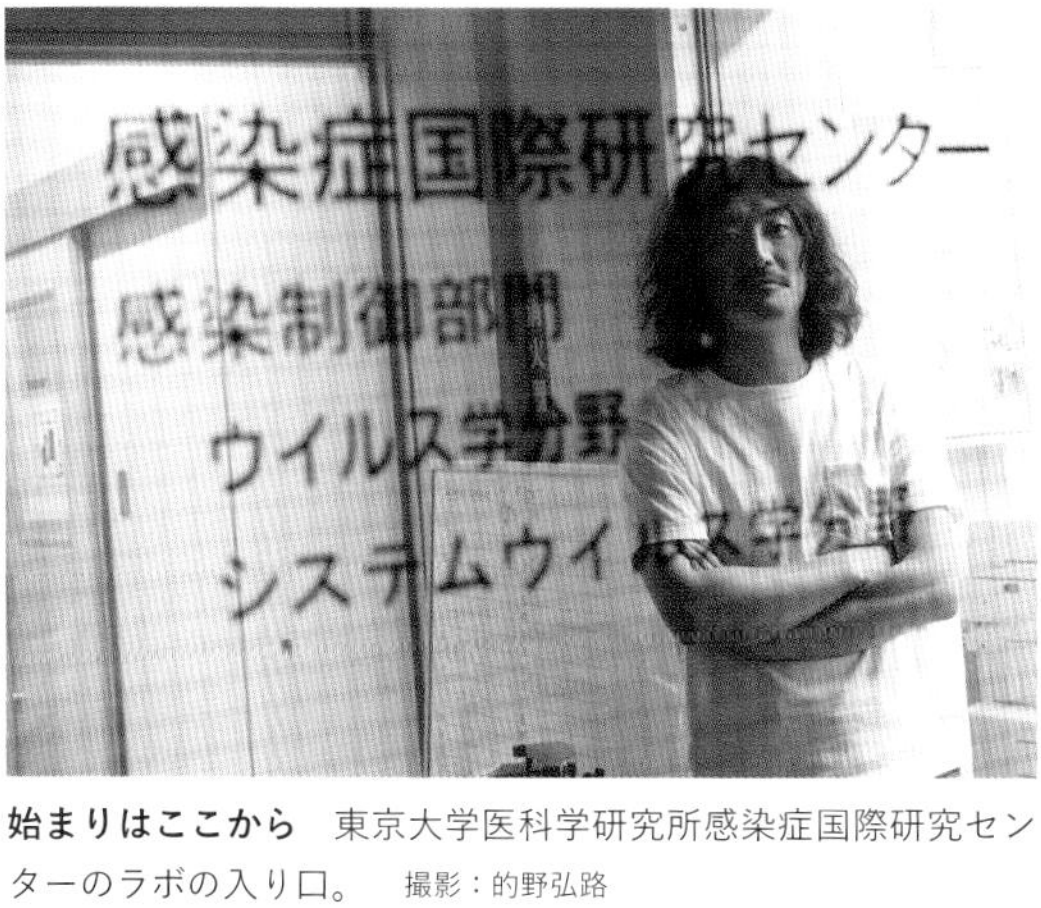

始まりはここから　東京大学医科学研究所感染症国際研究センターのラボの入り口。　撮影：的野弘路

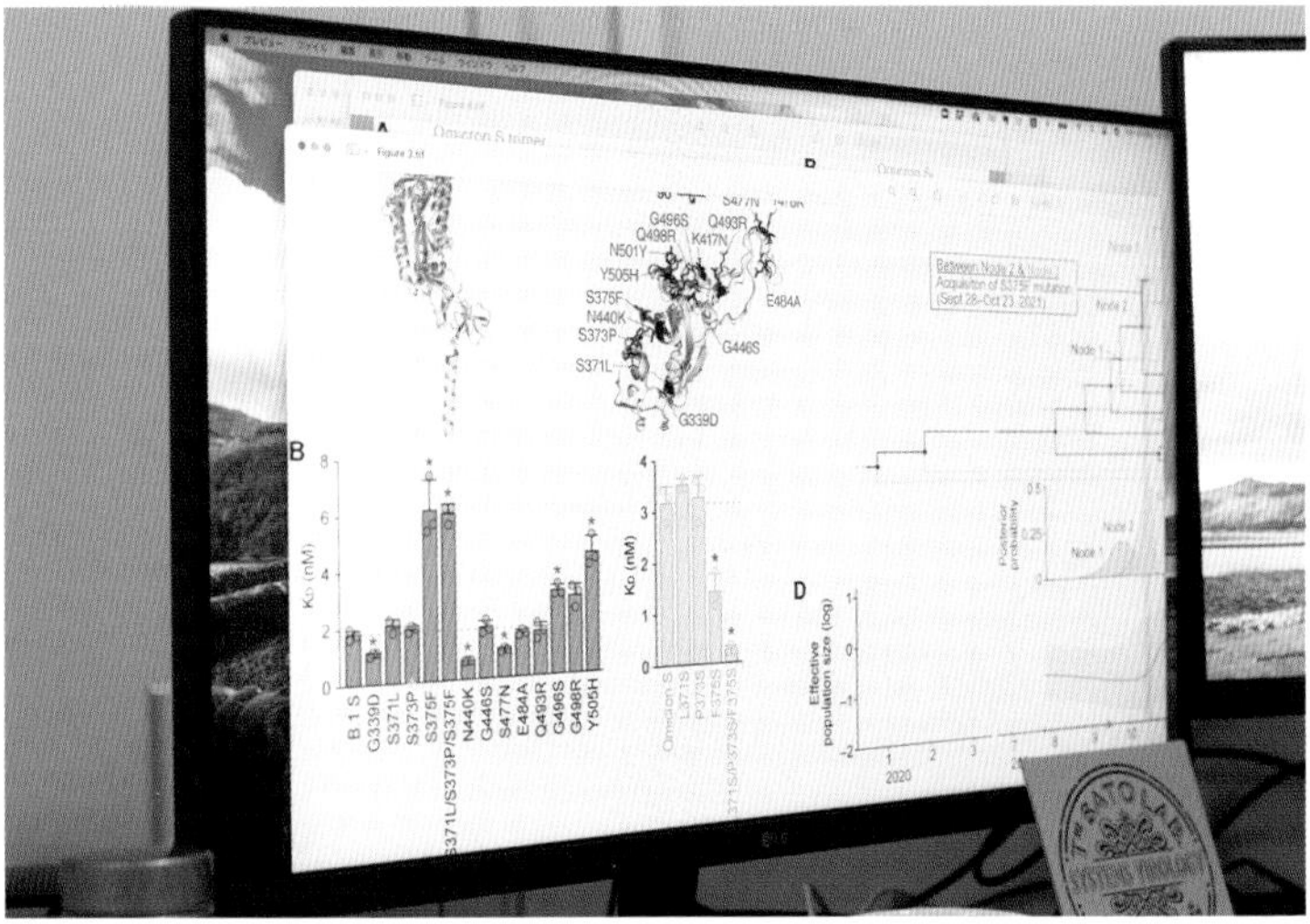

取材に応えて　論文の掲載内容をモニターで解説。　撮影：的野弘路

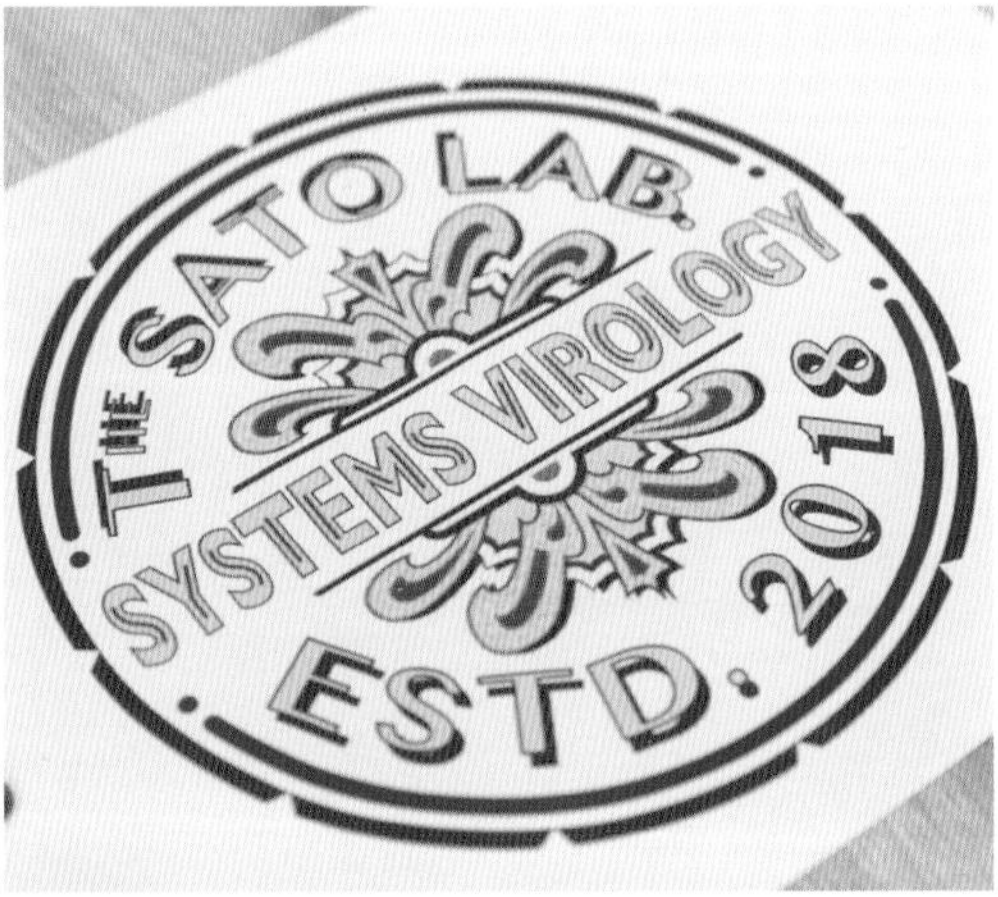

ラボのロゴ
「企業やミュージシャンやバンドが自前のロゴを持っているのだから、研究室にもロゴがほしい」と考案した。音楽好きなら見たことのある「アレ」に似ている?「オマージュです」と答える佐藤はビートルマニア。
撮影：的野弘路

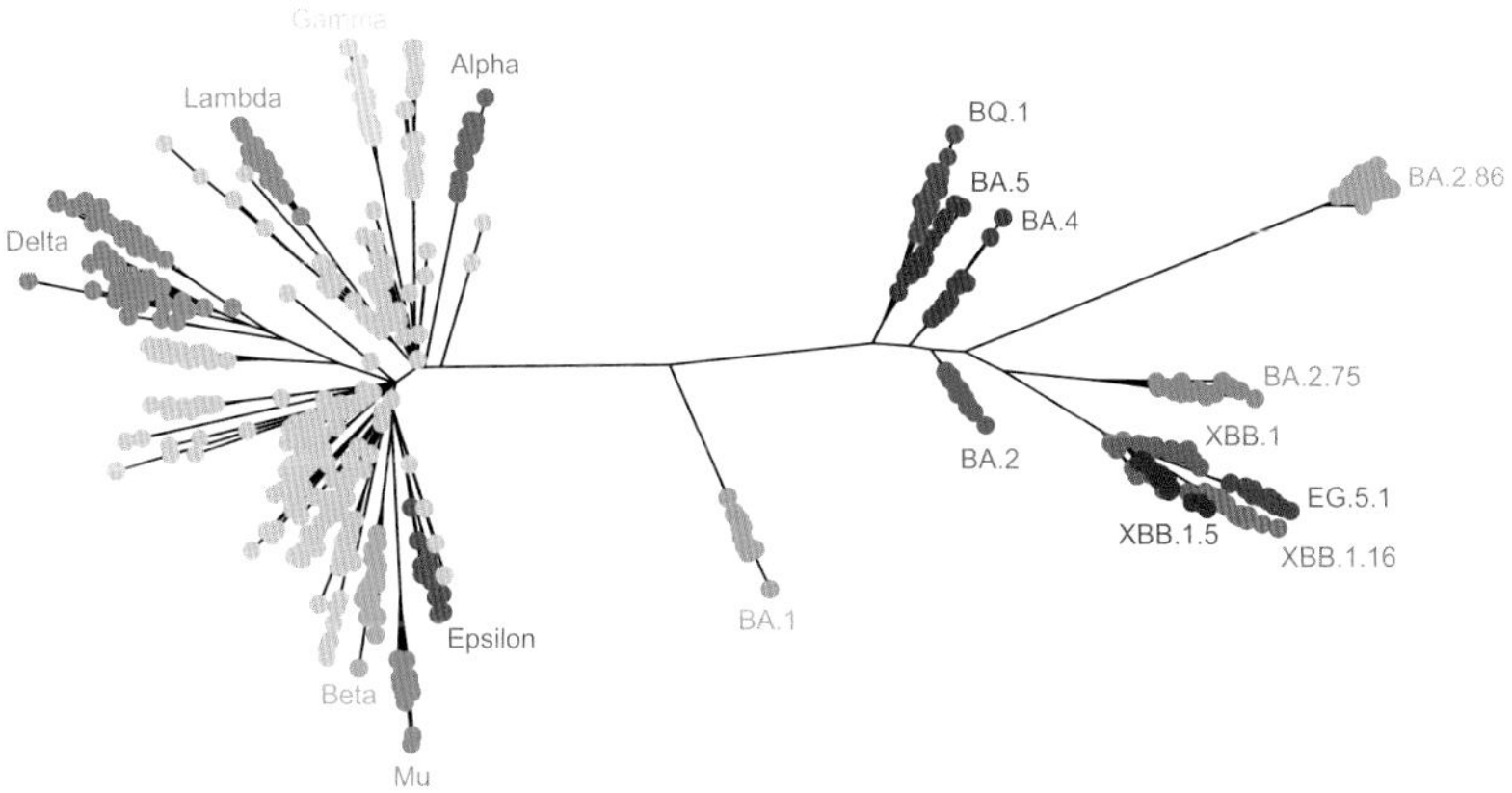

ウイルスの系統樹

論文を「作品」と捉える佐藤は、色を選ぶときに様々なイメージを膨らませる。各株の配色は、「色から直感的にどの株かイメージできるように」（佐藤）決められたという。たとえば、アルファ（もとイギリス株）は英国旗にちなんで青・紺色。ベータ（もと南アフリカ株）は、南アフリカのラグビー代表のユニフォームにちなんで深緑。ガンマ（もとブラジル株）は、カナリヤイエロー（サッカー代表のユニフォームから）。デルタ（もとインド株）は、インドの国旗やカレーのイメージからオレンジ。イプシロン（もとカリフォルニア株）は、「我々が最初に着目した株だったので赤」。一度決めた色は，その後の論文でも使い続けている。

Jarel E Tolentino／伊東潤平

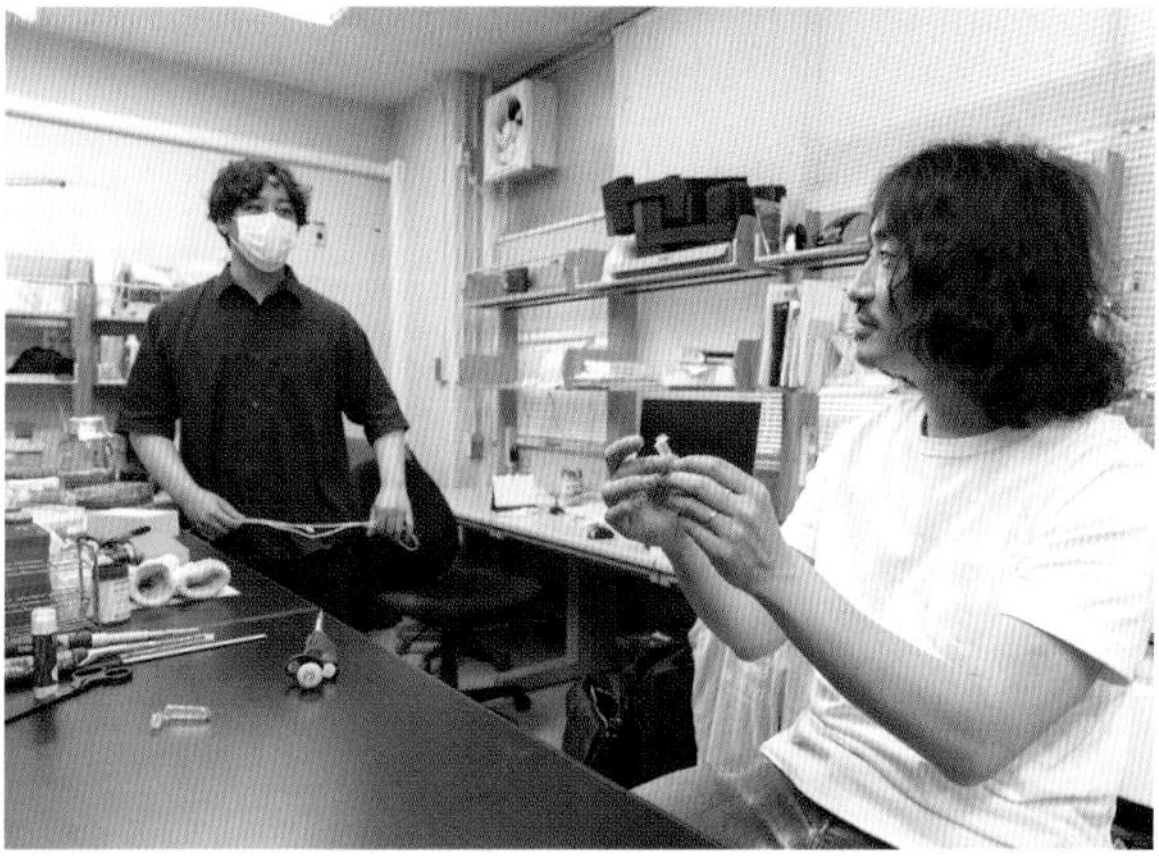

進捗状況は？　佐藤のラボに所属する瓜生（左）と。　撮影：的野弘路

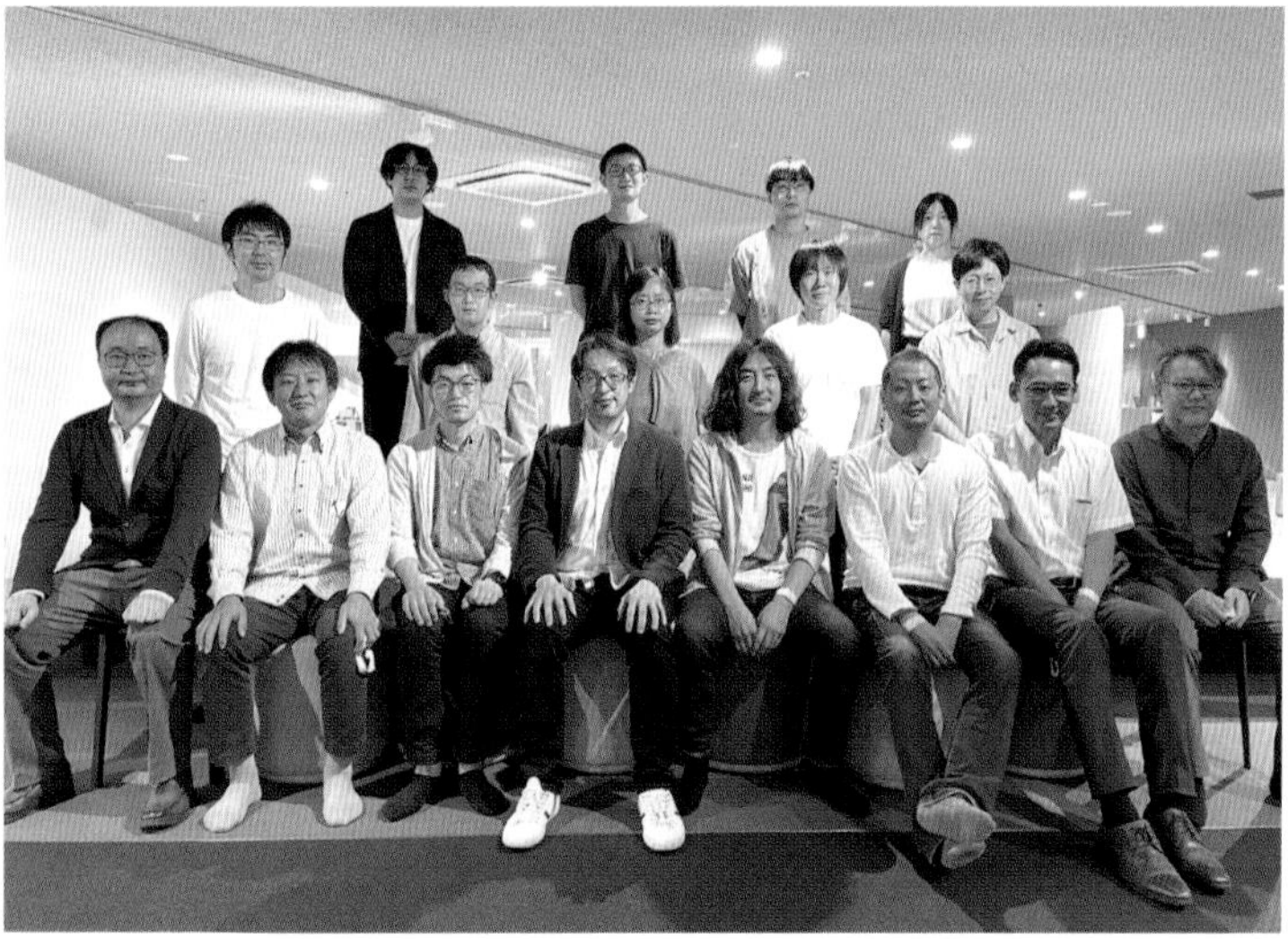

G2P-Japan の集合写真　2022 年 6 月東京・渋谷で。

時間はない。白川は、京大時代の佐藤がＨＩＶに関する論文を何本も書くのを見て「早い書き手」であることを知っていたし、２０２０年には新型コロナウイルスのORF3b、ORF6に関する論文を書いていることもわかっていた。

　佐藤ならば何かしてくれるのでないか、と思ったものの、直接に言い出すのはためらわれた。白川は、京大時代の佐藤が毎年、冷泉通りの桜を投稿していたことから、少し遠回りをして桜の写真を撮り、佐藤に話しかけるきっかけを作ろうとしたのだ。

平安貴族たちは和歌をやり取りするときに、梅や桜など季節ごとの折り枝を添え、ときには折り枝だけを贈って思いを伝えたという。佐藤と連絡を取りたいという白川の気持ちは、桜の写真で見事に伝わった。

第5章

次々に現れる変異株

２０２０年12月、世界に先駆けてイギリスでワクチン接種が始まった。ほぼ同時期に、イギリスは変異株による感染爆発を迎えた。当初はイギリス株と呼ばれ、のちにアルファ株と命名された変異株だ。その後もデルタ株、ラムダ株、ミュー株と変異株が次々と現れた。新たな変異株を予測しながら、G2P-Japan の研究は加速していく。

スピード受理で勢いに乗る

２０２１年２月に入ると、医療従事者を対象にワクチンの先行接種が開始された。一般への接種に先立ち、ここで課題を洗い出すという役割もあった。超低温での保存が求められるｍＲＮＡワクチンの輸送や保管に関する課題などだ。

春になると、イギリスでの変異株に続いて、南アフリカで広がった変異株（南ア株、のちにベータ株）が話題になった。

５月には日本で65歳以上の高齢者へのワクチン接種が始まった。接種券の配布方法や、大会場での集団接種かクリニックでの個別接種かなどは、各自治体に任された。希望者対象とはいえ、すべての成人に向けた全国一斉の接種は前例がない。ネットでの接種予約の操作が難しい、電話がつながらない、すぐに予約が埋まってしまうといった混乱もあった。

このころＳＮＳのツイッター（現Ｘ）では、自治体のワクチン担当者のネットワークが自然発生的に生じていた。多くは匿名で、愚痴めいたものもあったが、それぞれの自治体での失敗例と改善案、成功例とその背景、用意しておくべきもの、逆に不要だったものなどの情報共有が進んだ。

65歳未満への接種が始まるころ、１年延期になった東京オリンピック・パラリンピックをどのように開催するかが話題になり始める。

そして間もなく、デルタ株が猛威をふるう第５波とオリンピック開催をほぼ同時期に迎えることになる。

G2P-Japanは、カルフォルニア株（のちにイプシロン株）が持つL452R変異に関する論文をまとめ上げて２０２１年４月にプレプリントとして公開。同時に学術誌Cell Host & Microbes誌に投稿すると、すぐに査読者からのコメントが来た。

学術誌では、投稿された論文は同じ分野の専門家によってチェックを受けるのが一般的だ。査読者はコメントを通して、改善点を指摘したり、追加の実験を提案したりする。

論文の著者はこれを受けて論文を書き直して再提出する。リバイスと呼ばれる作業だ。論文を載せるか否かの最終判断は学術誌の編集部に任されているが、査読者が「掲載に値しない」とコメントすると、その論文が日の目を見るのは難しい。

G2P-Japan の最初の論文は、査読者の評価が良かったようだ。コメントに従って、修正版を提出したのが5月22日。6月に受理・公開された。

生命科学系の論文では、査読まで数カ月、掲載には1年以上かかることもある。投稿から掲載まで2カ月というのは異例の速さだ。学術誌の編集部が「この論文は重要だ」と判断すると、優先的に査読者を手配し、掲載までの期間は短くなる。パンデミック以降、新型コロナウイルスやCOVID－19に関する論文はすぐに査読に回され、いち早く掲載される傾向があったが、2カ月という速さは G2P-Japan のメンバーに「自分たちもできるんだ！」という手応えをもたらした。

「みんな士気はものすごく上がりました。ギアが2つくらい上がった気がした」（佐藤）。

デルタ株の台頭

4月に論文を投稿した直後から、次の研究対象を探り始めた。

投稿した論文ではカリフォルニア株のL452R変異に焦点を当てたが、同じ場所に変異を持つ別の変異株が２０２１年春にインドで爆発的に感染拡大し、世界各地に飛び火していた。この変異株には、わずかに配列の違いを持つ系統が複数あり、この時点で、どれが主流になるかは判断がつかない。

佐藤は、系統解析が得意な東海大学の中川草と頻繁に連絡を取り合い、連日のように情報をアップデートしながら、次の研究のターゲットをどの株にするか見定めようとした。インドで２０２０年末に見つかったB.1.617という系統から枝分かれし、枝番に１から3までの数字がついた系統があったが、佐藤たちはB.1.617.2という株を次の研究対象に決めた。ピーク時にはインド国内の１日の新規感染者数が30万人を記録した。このときに感染の主流になっていたのがB.1.617.2株だった。

変異株に付けられたアルファベットと数字の組み合わせによる名称は、出現した変異株がどの株から派生したかを示す国際登録名で、これが変異株の正式名称だ。［ウイルスの名称については１６７ページの注を参照］

変異株の多くは大きな広がりを見せることなく、消えていく。発見も登録もされずに消滅した変異株も多数あるはずだ。

しかし稀に、主流の株を凌駕する勢いで広がり、主流株に取って代わる場合がある。その兆候を捉えて、各国当局やＷＨＯは「懸念すべき変異株（ＶＯＣ）」「注目すべき変異株（ＶＯＩ）」と位置づけ、監視や対策強化を促していた。さらに２０２１年９月には、ＶＯＩの下に「監視下の変異株（ＶＵＭ）」が設けられた。

ＷＨＯがこうしたランク付けをすると、ギリシャ文字の呼称がつく（その後、ＷＨＯは「ＶＯＣのみにギリシャ文字の呼称を付す」と変更した）。インドでの流行をもたらしたB.1.617株から派生したB.1.617.1株はＶＯＩとしてカッパ株と呼ばれ、佐藤らが注目したB.1.617.2株は最も警戒度が高いＶＯＣに分類され、デルタ株と命名された。１年の延期の末に開催された東京オリンピックの最中に、日本に第5波をもたらしたのもデルタ株だ。

デルタ株はカリフォルニア株と同じく、ウイルスのスパイクタンパク質の４５２番目にアミノ酸変異を持つ（L452R変異）。生じている変異はこれだけではない。佐藤らはデルタ株の複数の変異のなかから、スパイクタンパク質の６８１番目のアミノ酸がプロリンからアルギニンに変わるP681R変異に着目した。

G2P-Japanがデルタ株の研究に着手したのは２０２１年5月。国際登録名「B.1.617.2」に「６１７」の数字の並びがあることから、6月17日には論文にまとめようと決めた。

いわば〝ノリ〟で決めた締切だが、実際に6月17日には査読前論文を載せるプレプリントサーバーに投稿した。細胞を使う実験は、生き物である細胞の中で生じる一連の反応を待つことになるので、結果が得られるまでに数週間を要することもある。5月に取りかかり、6月17日には論文を投稿できる状態にまでもっていけたというのが、いかに早いスケジュールであるかがわかるだろう。

中心となる実験を担当した池田は「学生の部活のような雰囲気がありました」と振返る。とはいえ、池田の担当した細胞融合実験はデリケートなもので、細心の注意を払わなければならない。しかも、実験を失敗すると、細胞の調製などの作業に2週間かかる。最初に実験や解析の分担を決めるときに、いつ頃までに結果を出すという個々の実験の締切も決めていたので、「細胞の調製はほかの人に任せず、全部、俺がしました」（池田）。

顔つきの悪い細胞

デルタ株とカリフォルニア株が共通して持つ４５２番目のアミノ酸の変異は、ヒトの細胞性免疫の誘導に大きな関わりがあったが、６８１番目のアミノ酸の変異は、いったいどういう意味を持つのだろう？

新型コロナウイルスの外側にトゲのように突き出ているスパイクタンパク質は、３つのタンパク質分子が結合した三量体という構造をとっている。このスパイクタンパク質がウイルスを産生する細胞で作られ、ウイルス粒子に載ると、「1度目の切断」を受ける。これによってスパイクタンパク質は、２つのユニットに分かれた形となる。

新型コロナウイルスがヒトの細胞に感染するときには、まずスパイクタンパク質とヒト細胞の表面にあるＡＣＥ２というタンパク質が結合するところから始まる。だが、これだけでは感染はまだ成立しない。ＡＣＥ２と結合した状態で、スパイクタンパク質の２つのユニットのジョイント部分が「２度目の切断」を受ける。そうすると、ウイルスの膜と細胞の膜が融合して、ウイルスが細胞の中へと侵入していく。

デルタ株で変異している６８１番目のアミノ酸は、１度目に切断される部位に位置している。佐藤はこれがウイルスとしての性状の変化に関係するのではないかと当たりをつけた。

予想は見事に的中した。従来株やアルファ株、ベータ株とデルタ株での比較でも、ＣＰＥＲ法で作った従来株のゲノム配列からP681R変異だけを持たせた人工ウイルスでも、それまでになかった特徴があらわになったのだ。

細胞の膜融合実験を担当した池田は、「従来株やアルファ株ではそんなにたくさんは見られなかった『合胞体』が、デルタ株ではぼこぼこと見られるようになった」という。合胞体とはウイルスやウイルスのタンパク質を介して、複数の細胞が融合したもの。ほかのウイルスでもしばしば見られるが、新型コロナウイルスの場合は、次のようなメカニズムで合胞体が生じると考えられる。

①感染した細胞がウイルスのタンパク質を作り、スパイクタンパク質が細胞膜の表面に現れる。②そのスパイクタンパク質が隣の細胞のＡＣＥ２と結合する。③細胞の融合が起き、複数の細胞が合体した合胞体となる。

合胞体の写真を撮影したのは宮崎大学の齊藤暁だ。「腫瘍を専門とする先生たちが悪性度の高いがん細胞を見て『顔つきが悪い』という言い方をよくするのですが、デルタ株での合胞体はまさにそんな感じでした。そう、顔つきが悪い」。

感染した人にとって、合胞体が臨床的にどのような意味をもつかは、本当のところはよくわかっていない。池田はあくまでも慎重だ。

「たとえば、胎盤では正常なプロセスとして合胞体が出現します。これももともとは、哺乳類のゲノムに寄生したレトロウイルスによるものです。大昔の哺乳類の祖先に感染したレトロウイルスが宿主である哺乳類のゲノムに入り込み、そのウイルス由来の遺伝子が胎盤形成に関わっているのです。胎盤形成に合胞体は必要なので、合胞体のすべてが悪いとは言い切れませんが、新型コロナウイルスで生じた合胞体には細胞の核もたくさんあって、とても自然な状態とはいえないと思います」。

大きな合胞体がぼこぼこできるデルタ株と、それほど目立たない従来株やアルファ株、さらにその後に拡大したオミクロン株で、それぞれの重症の度合いを考えると、やはり合胞体の形成は感染者にとって悪い影響を及ぼしている可能性がありそうだ。

「カンヅメ」で論文を完成

「B.1.617だから6月17日に」と自ら決めた締切を間近にして、佐藤は初めて「ホテルでのカンヅメ」を決行した。「カンヅメ」は業界用語で、締切が迫った作家をホテルや旅館の部屋に閉じ込めて、終日、執筆活動に専念させることをいう。他社の仕事や家族との時間など、執筆以外のことに時間を取られないようにするためだ。費用は出版社が負担するので、多忙な人気作家の証しでもある。

文章を書くのが好きで、作家になりたいと思ったこともある佐藤は、村上龍のエッセイなどに登場するカンヅメに憧れた時期もあった。「通勤時間が惜しかったし、家に帰るとどうしてもオフモードになってしまうので、ずっとオンの状態でいられるようにと、研究室まで歩いて行ける、目黒にあるホテルに泊まりました」。人気作家ならば高級ホテルや老舗旅館が選ばれるが、スモーカーである佐藤が選んだのは「優雅さのかけらもない小汚いビジネスホテル。良いホテルは部屋でタバコを吸わせてもらえないので」。地下がレストラン街になっていて、食事はそこから運んでもらった。

デルタ株のP681R変異に注目した論文は、6月17日にプレプリントサーバーに登録し、ＳＮＳなどで告知をした。大きな合胞体を形成するという実験結果はそれだけでインパクトはあったが、この段階では学術論文誌への投稿はしていない。「(北大の)福原さんがハムスターの実験系を立ち上げたので、結果が出るのを待っていました」。福原のハムスターの実験データを待って、Nature誌に投稿したのは7月22日だ。

デルタ株は細胞内での増殖速度がとくに速いわけではない。だが、ハムスターでの実験では、肺に炎症の指標となる細胞が増えるなど、従来株などと比べて重症化しやすいという臨床像とうまく整合する特徴を見せた。

デルタ株のP681R変異に着目したこの論文をまとめるかたわら、カリフォルニア株とデルタ株で共通するL452R変異の論文を研究成果として、ＡＭＥＤの令和3年度

（２０２１年度）新興・再興感染症に対する革新的医薬品等開発推進研究事業（新型コロナウイルス感染症（ＣＯＶＩＤ－19）に対する疫学調査等の推進に関する研究）」（２次公募）に申請した。書面審査を通過し、６月23日にヒアリングに臨んだ。

カリフォルニア株の論文はG2P-Japanというコンソーシアムとしての成果であり、コンソーシアムを拡充しつつ、「変異株が現れたときに基礎ウイルス学の立場からその性状に関する科学的なデータをいち早く提供し、ＣＯＶＩＤ－19対策に貢献する」と宣言した。

７月12日、ＡＭＥＤから採択通知が届いた。

ヒアリングの場での約束は、次のラムダ株の論文では果たせなかったが、その後のミュー株の論文で実行された。

カルデナスのアドバイス

インドから広がったデルタ株の研究が一段落すると、すぐに次にやるべき変異株を探し始めた。注目したのは中南米で広がりつつあったラムダ株だ。

２０２０年８月にペルーで最初に登録されたC.37系統で、２０２１年６月にＷＨＯ

が「注目すべき変異株（ＶＯＩ）」にランク付けした。

佐藤らがラムダ株の研究に着手した時点では、日本での感染者はいなかった。２０２１年８月になって、ペルーから前月に帰国した人がラムダ株に感染していたことが報告された。公開データベースから遺伝子の配列情報は入手できたが、ウイルスも回復患者の血清もない。

なんとかしてラムダ株に関する臨床サンプルを入手しようと、佐藤は、２０２０年春に新型コロナウイルス研究での最初の論文でやり取りをした、エクアドルのパウル・カルデナスに連絡を取った。カルデナスは回復患者の血清の分与を快く引き受けてくれた。

ところが、エクアドル政府の承認を得るための手続きが煩雑だった。エクアドル政府から求められた書類は、目にしたことのないものばかりだ。たとえば、佐藤の所属する東京大学が、日本国が教育機関として正式に認めている組織であることを示す証明書、といった具合だった。「もう、訳がわからなくて」と佐藤は当時を思い出して苦笑する。

文部科学省に相談すると、すぐに必要な書類を用意してくれたが、それでも実際に血清が届くまでに数カ月を要した。

論文を８月30日に投稿、査読を経て12月に受理・公開されたときには、ラムダ株は収束していた。「僕の認識が甘かった。国をまたぐ血清のやり取りがあそこまで大変だとは思わなかった」。

とはいえ、このときのカルデナスとのやり取りは、次の大きな成果につながった。ラムダ株の血清の入手に手間取っている頃、カルデナスが別の株が増え始めていることを教えてくれたのだ。２０２１年１月にコロンビアで最初に登録された株が、夏前から広がり始めていた。

カルデナスは佐藤に「まだ、C.37《ラムダ株》をやってるのか。これからはB.1.621が広がりそうだぞ」とメールで書き送ってきた。

Dear Kei,

We are still working on the permits. On the other hand maybe you have heard of the B.1.621 variant that soon will be considered VOI and we have several cases here. Would you be interested in the sera as well?

Paul

カルデナスのアドバイスを受けてG2P-JapanはB.1.621株の研究に着手する。この時点で、ＷＨＯはこの株に関する公式発表をまだ何もしていなかった。

8月末、ＷＨＯがB.1.621株を「注目すべき変異株（ＶＯＩ）」とし、「ミュー株」と命名。その１週間後というタイミングで、査読前の論文をプレプリントサーバーで公開することができた。

第6章

即断即決、瞬発力で前進

AMEDの令和3年度2次公募に採択され、G2P-Japanはさらに3億円の研究費が使えることになった。研究の拡充を目指し、佐藤らは実験項目を増やすことにした。G2P-Japanは新しいメンバーを迎え、研究コンソーシアムとしての拡大期に入る。

休学して参加を表明

２０２１年春、佐藤の研究室に山岨《やまそば》大智《だいち》が加わった。のちに佐藤が、大学院生の木村出海と並んで「うちの実験系ツートップ」と呼ぶようになる、実験を得意とするメンバーだ。

山岨と佐藤が出会ったのは、佐藤がかつて在籍した京都大学ウイルス・再生医学研究所である。佐藤は教員、山岨は博士課程の学生で、所属する研究室も異なっていた。「着眼点の面白さ、実験のうまさ、研究に対する姿勢——良いものを持っていることはその時からよく知っていた」と佐藤はいう。

ところが、山岨は生命科学で博士号を取得すると、研究職には就かずに神戸大学医学部に学士入学した。「将来的に自分で研究室を持つためには、医師免許を持っていた方がよいと思った」というのが理由だ。

カリフォルニア株の論文が学術誌に掲載され、医科研からのプレスリリースがなされた直後、山岨からＬＩＮＥで連絡が来た。佐藤らの論文のスピード感をたたえる内容だった。

佐藤は「すぐにまた次の論文を数カ月で出すことになるから、休学して一緒に研究しないか。１年でもNatureやCellを狙えるかもしれない」と冗談も交えて誘った。即座に「考えてみます」と返事が返ってきた。

このやり取りをしたのは、佐藤が一服しているときだった。東大医科研の構内は全面禁煙だから、タバコが吸いたくなったら、敷地の外に出るしかない。佐藤の研究室のある建物の近くに裏門があるが、感染対策で入構制限が行われており、裏門は閉鎖中のため、歩いて10分ほどの正門から構外に出た。

再び正門を通って、研究室に戻る途中で、山岨から連絡が来た。「『お世話になります』と。次の週末には東京に来て、住まいを探し始めていました」。

あまりの展開の速さに、ポスドク研究員としての契約が間に合わず、アルバイトとして実験をしてもらうことになった。

東京の繁華街で大捕物

山岨が研究室のメンバーに加わって数カ月、ある〝作戦〟が敢行された。

東京はオリンピック・パラリンピックを間近に控えて、厳しい制限下、海外から大勢の選手団や報道陣を迎える準備に追われていた。

そんなころ、佐藤は帰路の途中に、目黒の駐車場で路上飲みをしていた人たちを目にする。タバコを吸いながら眺めていると、飲食物を地べたに放置したままで彼らがその場を離れた隙に、ドブネズミが群がった。人が戻ってくると、ネズミはさっと逃げていった。

当時、あちこちで路上飲みが問題視されていたが、そんな光景を目にしたのは初めてだった。

初期のコロナウイルス株の中には、ネコや家畜のミンクに感染するものがあることが海外では報告されていた。もし、街のネズミが新型コロナウイルスに感染していたら、厄介なことになる。ペットや家畜と違い、外で暮らすネズミは野生動物だ。感染の広がりをコントロールすることは格段に難しい。

都心の繁華街でネズミを捕獲して感染の有無を調べたいと考えたが、野外のネズミを捕まえるなど、研究室では誰も経験したことがない。

山岨がネットで調べると、ネズミ駆除の業界では名の知れた谷川《たにかわ》力《つとむ》氏の名前に行き当たった。

獣医学博士号を持つ研究者で、イカリ消毒株式会社に所属している。個人名で検索して、谷川氏が書いた論文を探し出した。論文には責任著者の連絡先として、メールアドレスが明記されているからだ。

山岨によると「僕がメールアドレスを調べたら、その後はすごいスピードで進みました。佐藤先生が谷川先生に連絡を取って、その後はトントン拍子に。研究室のメンバーのうち、マウスやラットの解剖経験が豊富な人は解剖チーム、それ以外は捕獲チームと分けて、レンタカーは何台必要かとか、佐藤先生と谷川先生の間でどんどん決まっていった」。

「実際にネズミの捕獲をしているプロの知識はすごかった」という。「どういうところに罠を仕掛ければよいか、といったネズミの生態に関する知識はもちろん、夜の繁華街ですから、人間相手のトラブルも起きかねないわけです。それを避けるためのアドバイスもたくさんもらいました」。

夜の街には、その一帯を仕切るグループがいることがある。そういった面倒事はもちろん、ほろ酔い機嫌の人たちにネズミの入った罠を見せて驚かせるような事態も避けたかった。

東京の大繁華街、渋谷に生息するネズミを20〜30匹ほど捕まえたあと、谷川氏の自宅に直行し、一匹一匹解剖して、ウイルスの有無を調べるための試料を採取した。解剖する段階で、肺炎のような様子を示すネズミもいて「これは！」と思った。

だが、後日に出た結果は肩透かしだった。新型コロナウイルスを持つネズミは一匹も見つからなかった。東京や日本にとっては安堵できる結果だった。結局、この夏の夜のネズミ取り作業はどの論文にも結びついていない。

フットワークの軽さで難題を解決

論文は書けなかったが、この時の佐藤の瞬発力は、山岨に強い印象を与えた。

佐藤は、研究を充実させるために必要な実験や解析を見きわめたら、そのスキルを持つ相手を探し、仲間になってくれそうな人に連絡を取ることをためらわない。これは山岨だけでなく、ほかのG2P-Japanのメンバーも異口同音だった。そのことを示すエピソードをもうひとつ紹介しよう。

G2P-Japanの研究の核となるテーマは「新しく登場した変異株の性状を知る」ことだが、ひと言で性状といっても多種多様だ。新しい変異株はワクチンによる中和抗体をどのくらい回避するか、宿主の免疫を抑える能力に変化は生じるか、ウイルスの増殖スピードは変わったか――。確認したいポイントは山ほどある。

さらに是非とも加えたいと考えたのが、「従来株や以前の変異株に感染した人が、次の変異株に再感染する頻度はどれくらいか？」という問いだ。アルファ株に感染して回復した人には、アルファ株に対する免疫ができているはずだが、ベータ株やデルタ株に対してもその免疫は働くだろうか。

これは社会全体にとって関心の高い問題で、公衆衛生の観点からも重要である。

ラムダ株患者の血清をめぐるエクアドル政府とのやり取りで苦労した経験から、何とかして国内の患者から入手しようとしたが、これが予想以上に難しい。

都内であればコロナ患者を受け入れている大きな病院はいくつもあるが、それぞれにいわゆる学閥がある。どの大学の医学部出身者が占めているかで、東大系列、慶応大学系列といったものがあるのだ。基礎研究者である佐藤には、頼めるってがなかった。

　さらに、大きな総合病院の場合、患者は科をまたいで受診する。第5波のころは救急車で運ばれることが多かったので、患者を最初に受け入れるのは救急外来だ。ここで新型コロナウイルスに感染しているかどうかの検査を受け、陽性となれば、呼吸器内科が治療にあたる。集中治療室に入ったり、退院する前にリハビリが必要になったりするとさらに複雑だ。

　病院によって流れに違いはあるが、いくつもの診療科をまたぐとなると、外部からの依頼の手続きは格段に難しくなる。

　しかも、流行のまっただ中にある病院は患者の対応に追われて、それどころではない。他方、デルタ株の第5波のように流行が急速に収束すると、今度は患者が見つからないという状態になる。

　佐藤が思い切って連絡を取った相手は、栃木県宇都宮市の開業医、倉持仁《くらもちじん》だった。メディアにたびたび登場し、ツイッター（現X）にもよく投稿していたが、面識は全くない。相手が佐藤の名を知っているかどうかもわからなかった。

それでも、ＳＮＳやメディアでの倉持の発言から、大御所の存在もなく国や厚生労働省といった後ろ盾もなく、なかばゲリラ的に活動をしている自分たちに力を貸してもらえるのではないか、という期待をもった。

その感覚はまちがっていなかった。佐藤からの突然の頼みを、倉持は快く引き受けてくれた。

倉持が院長を務めるインターパーク倉持呼吸器内科は個人経営の病院で、大学病院や大きな総合病院のような事務上の煩雑さは少なく、また地元に根づいた医療を提供していることから、市民も協力的だったようだ。回復者の血清を得るには、治療の必要がなくなった元患者に、採血のためにわざわざ来院してもらわなければならない。この手間を惜しまずに協力してくれる人が多かった。

こうして、ワクチン接種者からのサンプルは京都大学の白川から（第4章参照）、感染後の回復者のサンプルは宇都宮市の倉持から得られるようになった。

佐藤との付き合いの長い木村出海も、佐藤のフットワークの軽さ、スピード感には感慨を抱く。「必要と思う協力先にはすぐに連絡を取る。それは本当にすごいと思いました」。

初めての相手にメールを出したり、研究費の申請をしたり、研究活動の方向性を決めたりといったことは、研究の責任者である佐藤にしかできない。研究費が増え、仲間が増え、研究に盛り込む実験項目が増えると、佐藤がこなさなければならない作業も日増しに膨れ上がった。

「それならば」と、木村は少しでも佐藤の負担を減らすべく「実験室まわりの切り盛りは自分がやろうと思いました」。

「たとえば、試薬が切れたから実験ができないなどという馬鹿みたいな事態が絶対に起きないように、試薬や消耗品の残りを確認するとか。研究室のみんなは、誰もがちゃんとやってくれていたのですけれど、自分が番頭みたいに、もう一度チェックしたりしていました」

データ解析から次の変異株を予測

この頃から、佐藤の研究室の特任助教（当時）の伊東潤平が、本格的にG2P-Japanの活動に参加し始めた。

伊東は、２０１９年大晦日の中国当局による「謎の肺炎」の報告の以前から、新しい感染症が出現したことをＳＮＳなどでの噂レベルで知っていた。

多くの感染症の専門家同様、市場などで野生動物が食材やペットとして売られることから、人と野生動物の接触機会の多い中国で新興感染症が出たことに「やはり出たか」という思いはあった。とはいえ、ごく限られた地域での集団発生《アウトブレイク》で、広がったとしてもせいぜい中国国内レベルの流行ですむだろうと考えていた。

研究室の主宰者である佐藤が、当初は「新型コロナウイルスには手を出さない」と宣言していたことも、「1年後もこのウイルスがあるかどうかを考えると当然の判断」と受け止めていた。実際に、２００３年のＳＡＲＳ（重症急性呼吸器症候群）も２００９年の新型インフルエンザも1年を待たずに終息している。

２０２０年2月末にタイでの国際会議から戻った佐藤は、前言撤回して新型コロナウイルス研究に乗り出すことにしたが、伊東は「バイオインフォマティシャンの自分に貢献できる部分はあまりないと思っていたし、佐藤先生は（やはりデータ解析を得意とする東海大の）中川先生と以前からやり取りをしていたので」２０２０年のあいだは深く関わることはしなかった。

佐藤の側も「伊東には自分の研究テーマがあるし、早く成果を出してポジションを得なければいけない立場でもあった。伊東を巻き込むことにはためらいもありました」という。

しかし、デルタ株が細かく分岐して「デルタプラス」と呼ばれる系統が出現するようになると、バイオインフォマティクスの視点からウイルス研究をしている、伊東の手腕が求められるようになる。

当時、同じくバイオインフォマティクスを専門にする中川が、別の研究プロジェクトにも参加することになり、G2P-Japanでの瞬発力の求められる作業が難しくなってきた。中川はおもにデータが出た後の解析などを担当するようになり、どの株が流行し始めるかなどの解析は伊東が引き受けた。佐藤にしても、同じ研究室にいていつでもすぐに声をかけられる伊東の参加は心強い。

この翌年のことだが、オミクロン株に関する論文をいくつか出した２０２２年5月頃、佐藤は「G2P-Japanの研究は伊東が起点になっている」と語った。新しい研究は、次に広がりそうな系統をデータから推測することから始まるが、この部分を伊東が担っていたからだ。

佐藤が京都大学の西浦博による「リアルタイム研究」に強い感銘を受けたことは第1章でも紹介した。西浦は新規陽性者数などのデータをもとに、数理モデルを駆使して流行の今後を予測する。細胞や動物を使う実験はしない。

一方、佐藤らは実際のウイルスや細胞、動物を使った実験を通してウイルスの性状を調べる。生物学的な実験は、細胞や動物の中で起きる反応を待つことになるので、スピードを上げようとしても最低2週間はかかる。変異株が広がるタイミングを捉えて成果を出すのはなかなか難しい。

変異株についてリアルタイムで科学的知見を提供したいならば、現状分析では間に合わない。「次の流行株」を予測して研究を始める必要がある。

伊東はこれに挑んだ。現状の解析だけではなく、次にどの変異株が支配的になるかを予測できるモデルの開発に着手する。公開されているウイルスの登録データをもとに、次の流行株をデータ解析を駆使して突き止めようというのだ。

その真価は、次に待ち受けていたオミクロン株で発揮されることになる。

新たな動物実験部隊を追加

増えた予算に見合う拡充として、佐藤は動物実験の充実を目指すことにした。

北海道大学の福原崇介の研究室では、新型コロナウイルスに感染させたハムスターの体重の変化を追跡し、安楽死させた後に肺などの組織を観察していたが、ほかの研究グループの論文を見ると、感染動物の呼吸機能を計測していた。

「呼吸器系のウイルスですから、やっぱり呼吸機能は見たい。ＡＭＥＤの予算でそのための機械は買えるのですが、福原さんのＰ３実験室では置く場所がない。ではどうするか、となったときに福原さんが松野さんに声をかけてくれて、松野さんが本格的にG2P-Japan に参加することになったのです」

松野とは、北海道大学人獣共通感染症国際共同研究所に籍を置く松野《まつの》啓太《けいた》のことだ。

専門はダニが媒介するウイルス。２０１３年以降、西日本を中心に散発的に死亡例が報告されている重症熱性血小板減少症候群（ＳＦＴＳ）のウイルスなどがダニ媒介ウイルスで、日本ではこのほかダニ媒介脳炎ウイルスなどが知られる。

ＣＯＶＩＤ－19が世界に広がり始めたとき、松野は新型コロナウイルスを研究したいとは考えなかった。ヒトにも家畜や野生生物にも感染する人獣共通感染症を扱っている松野は、２００９年の新型インフルエンザのときのことをよく覚えている。世界的なインフルエンザウイルス研究者である河岡義裕らの奮闘ぶりを見て、とにかく大変そうだと感じたという。

松野が専門とするダニ媒介のウイルスは、ダニに咬まれたときが感染イベントのスタート地点となり、日時や場所を特定しやすい。それに対し「呼吸器疾患のウイルスは、いつ感染したのかがわかりにくい。感染者の咳を吸い込んだのか、ウイルスのついたドアノブにちょっと触れただけなのか、つまり、どのくらいウイルスに曝露されたのかもわからない。とても難しいのです」と松野はこれらのウイルスの違いを説明する。

道内では２０１４年以降、マダニに咬まれたことが原因と思われるＳＦＴＳに似た症状を見せる患者が報告されていた。松野は、２０１９年５月と２０２０年７月に報告された２人の患者の検体から、原因となるウイルスを特定しようと取り組んでいた。

それまで記載のなかったウイルスが原因ウイルスであることを突き止め、エゾウイルスと命名した論文を投稿したのが２０２１年６月。受理・公開されたのは９月のことだ。北大の福原から話があったのは、松野がエゾウイルスの論文をまとめ終えたタイミングだった。

松野に求められた実験は「最後のピースを埋めるような、研究全体からすると下流に位置する実験で、これならば時間を捻出できると思いました」（松野）。

松野が勤務する北海道大学人獣共通感染症国際共同研究所は、日本でも有数の感染症研究の動物実験室を備えている。

感染症の病原体を扱う施設には、病原体が外に出たり研究者が感染したりしないよう、徹底した対策が求められる。細胞実験と動物実験では、必要な空間の大きさも違うし、動物実験もマウスとイヌではまた異なる。

同研究所には、イヌやニワトリでの実験もできるような広い空間をもつ実験室が4つある。この施設は製薬企業なども含めた外部との共同研究での利用を想定して作られた。維持費もかかるし、学生たちの学びの機会という点からも、〝空いている〟状態にはしたくない。それに、動物の呼吸機能を測定するような実験は、佐藤や福原の実験室ではできず、松野のところだからこそできるものだ。

松野は、佐藤をはじめG2P-Japanの人たちとは「名前を知っている程度」でほとんど面識はなかったが、G2P-Japanへの参加を断る理由はなかった。

G2P-Japanの研究は瞬発力が求められるが、獣医師でもある松野には経験済みのことだった。

「鳥インフルエンザ、口蹄疫、豚コレラ（豚熱）など、獣医の分野ではアウトブレイクはわりと頻繁に起きているんです」。そのたびに、行政担当者や獣医師に動員がかかる。家畜・家禽に不審な死亡例が出ると、直ちに検体の解析が行われ、死亡原因を突き止めなければならない。

伝染性の高い感染症が原因だった場合、緊急事態宣言という言葉こそ使われないが、感染が出た建物の周囲では立ち入りが制限されたり、家畜・家禽の殺処分が行われたりする。こうした作業は、ときには自衛隊を動員して夜通し行われることもある。松野はそのスピード感をよく知っていたのだ。

ウイルスにこだわらないというトレンド

松野のバックグラウンドは獣医学で、学部生の時に初めて触れたのは鳥インフルエンザウイルスだった。大学院時代から人獣共通感染症の研究をしてきたこともあり、その後もさまざまなウイルスを扱ってきた。アメリカに渡ってバイオ《B》セイフティ《S》レベル《L》－4の実験施設（重篤な感染症を引き起こす病原体で、有効な治療法がなく致死率が高いものを扱う）でトレーニングを経験したこともある。

アメリカで加わったプロジェクトは、30～40年前に集めたウイルスを現代のテクノロジーで再解析しようというもの。第二次世界大戦が終わって、これからアメリカ人が世界のあちこちに進出するにあたり、感染症のリスクを予め調べておこうという目的で、現地のダニや蚊や何やら、とにかく集めてウイルスを採ろうという当時の計画があったという。

ところが、その時代の技術の限界で解析には至らず、採って名前を付けて保存するところで終わったウイルスがあった。「それが今になって〝宝の山〟だというので、日の目を見たわけです」。

宝の山を掘り起こすチームに入った松野が「たまたま担当したのがダニから採れたウイルスでした。調べてみると、そのころ中国で発見されたばかりのＳＦＴＳウイルスに非常に近い。中国にいるなら日本にもいるのではないかと話していたら、やはり日本からも報告が出てきた」。そうした経緯でダニのウイルスの世界に入ってしまったという。

「ここ最近のウイルス研究者トレンドとしては、あまりウイルスにこだわらないという考え方が出てきています。これまでのウイルス研究者は、ひとつのウイルスを極めるスタイルの方が多くて、私もどちらかといえばそのタイプだと自分では思っていました。今は、ウイルスにはこだわらずに、自分が使える技術を他のウイルスにも展開していくことが大事だと考える人が増えています」

第7章

オミクロン株、出現する

デルタ変異株の論文で注目を集めるようになったG2P-Japanは、英国の研究コンソーシアムG2P-UKの誘いで国際共同研究を手がけるようになる。２０２１年の秋口からデルタ株は徐々に姿を消したが、束の間の沈黙の後、新たな変異株オミクロンが現れる。終わりの見えない変異株の置き換わりに、世界は再び翻弄されることになった。

G2P-UKの誘いで共同研究

デルタ株の出現以降、スピード感のある論文を立て続けに発表し、G2P-Japanは学術界から注目を集めるようになっていた。

新型コロナウイルスの最初の論文（第1章参照）を担当してくれたCell Reports誌の編集者から、Cell誌に異動したことを知らせるメールが来た。次の論文はぜひ私のところに投稿してほしいとあった。また、デルタ株の論文を担当したNature誌の編集者からも同じようなメールを受けた。

研究者だけでなく論文誌も、良い論文をいち早く載せたいという気持ちが強く、熱心にコンタクトしてきた。

〝本家〟ともいうべき、イギリスのG2P-UKのメンバーからも連絡があった。一緒に研究をしないかという誘いだ。

メールをくれたのは、ケンブリッジ大学のラビンドラ・グプタ(Ravindra K. Gupta)だった。佐藤と同じくＨＩＶの研究者で、この分野では知られた人物である。

２０１９年にグプタは、世界で2例目となるＨＩＶ感染の完治例に関する論文を発表した。これがメディアで注目され、２０２０年にはTime誌の「世界に影響を与えた１００人」に選ばれていた。

グプタはコロナ禍以前から、論文を通して佐藤の名前を知っていたという。佐藤らが新型コロナウイルスの研究を始め、そのコンソーシアムの名前をG2P-UKへのオマージュとしてG2P-Japanとしたことを、グプタは「ファンタスティック」と評した。

共同研究を申し出た理由について「とにかく早くこのパンデミックを終わらせたい。ほかの研究チームと手を組んだほうが早いならば、もちろんそうする。ケイの論文を読んで、信頼できる相手だと思った」と話す。

インド系英国人であるグプタは、インドで広がりつつあったB.1.167系統の動きを注視していた。B.1.167.1（インド株、のちにカッパ株）、B.1.167.2（のちにデルタ株）をテーマに、佐藤らG2P-Japanは、イギリスおよびインドの研究グループとともに国際共同研究を開始した。

２０２１年7月と9月、相次いで２つの論文を公開。G2P-Japan側の参加者はフルメンバーではないが、第５波の真っただ中にあったこの時期に、デルタ株に関するG2P-Japanの名前の入った２本の論文を公開した意味は大きい。

２０２１年10月、G2P-UKとG2P-Japanはオンラインでの研究交流会を行った。「こちらからは研究室主宰者《PI》クラスが数名とそれぞれの研究室のメンバーで10人くらい。向こうは国家プロジェクトなので、１００人くらいが参加した」（佐藤）。

グプタからは「今後も一緒に研究をしよう」と声をかけられた。

２０２１年の秋、デルタ株の国内新規感染者数は日を追って減少し、２０２１年10月末から11月かけて、全国の１日あたりの新規感染者が１００人を切った。夏には１万人を超えた東京の新規感染者数も１桁に下がった。

デルタ株が猛威をふるった第５波が収束していくさまに、誰もが胸をなで下ろした。

〝ラスボス・デルタ〟の消滅で、ついに新型コロナは終焉を迎えるのか――。

新たなチャレンジを決意

ひとときの静寂を破って現れたのは、B.1.1.529系統という新しい変異株だった。

２０２１年11月25日、南アフリカからＷＨＯに感染者が初めて報告され、その翌日にＷＨＯは、新たな変異株を「懸念すべき変異株（ＶＯＣ）」とし、オミクロンと命名した。「注目すべき変異株（ＶＯＩ）」ではなく、いきなりＶＯＣになったことに佐藤らは驚いた。「この段階で、ゲノム配列の登録数はまだ10個ほど。登録する間もないほどのスピードで、感染者が急増しているという感覚があったのかもしれません」。

この発表の直後、ツイッター（現Ｘ）上では「どの研究チームがこの変異株に関する最初の論文を出すと思うか？」と問う英語の投稿があった。

世界の有名ラボに交じって、G2P-Japanも下馬評に上がっていた。

南アフリカ政府から世界に向けて警鐘が鳴らされた11月25日のうちに、つまり、ＷＨＯがその株にオミクロンという名前を付与する前に、G2P-Japanの主要メンバーはＺｏｏｍで会議を開き、オミクロン株の研究方針を固めた。誰が何の実験を担当するか、その詳細に至るまで、11月25日の時点で決定されていた。あとはそれを遂行するのみである。

その翌日、G2P-UKのグプタから共同研究をもちかけられる。そこでG2P-Japanはあらためてウェブ会議を開いた。グプタの誘いを断ってG2P-Japan単独でいくか、それとも、すでに決めていた〝配役〟をすべて白紙に戻し、グプタと共同研究を進めるか。

「せっかくの誘いでもあったし、新しいことにチャレンジしようという気概もあって、G2P-Japanを2つのグループに分けることにした」(佐藤)。

グプタが、イギリスを拠点とするNature誌に投稿したいというので、Nature誌に2本同時掲載を目指すことになった。

再び「わからない」状況に

以前にメールをくれたNature誌の編集者に連絡を取った。

実験の構想を知らせたところ、ぜひ投稿してほしいという回答。掲載を視野にして、一部の手続きを事前に始めるという。

通常、投稿された論文には、まず編集者が目を通し、掲載候補になりうると判断した段階で査読者を探す。査読では、テーマが出版に値するか、実験は適切か、実験結果とその解釈に論理の飛躍はないか、などを吟味する。査読者から断られる、引き受けるかどうかの返事が来ない、査読の回答が遅れる、などを理由に、時間を取られたりするケースも多い。

Nature誌の編集者は、2人の査読者をあらかじめ探しておくと言ってくれた。少しでも早くオミクロン株の性状を公開したいという、前向きな気持ちが伝わってくる言葉だった。

オミクロン株の研究をスタートさせるかたわら、佐藤は、以前から予定していた札幌に出張し、北海道大学の福原崇介や新たにG2P-Japanに加わった松野啓太と、今後の進め方について話し合った。

札幌滞在中、国立感染症研究所から連絡が入った。オミクロン株の研究をするにあたって、申請していたオミクロン株のウイルス（臨床分離株）の分与が承認され、発送の準備が整ったという知らせだ。

感染研は、「（オミクロン株のウイルスを）12月7日発送、8日着で送ります」と伝えてきたが、一日も無駄にしたくない。「7日に直接受け取りに行きます」と返事をして、出張を一日早く切り上げた。

感染研から受け取ったオミクロン株を、佐藤の研究室で増幅し、G2P-Japan のメンバーたちに送ると、再び時間に追われる日々に突入した。

昼間は実験や研究室のメンバーとの議論、研究室主宰者としての雑務。夕方になると、G2P-Japan のメンバーとのオンライン会議。さらに夜遅くなってからは、時差のあるイギリスのグプタとの打ち合わせが入る。自宅に帰ると「オフになるから」と連日ホテルに「カンヅメ」を続け、すべての時間を論文作成につぎ込んだ。

G2P-Japan では、メンバーが分担して実験を行うが、当時、データをもとに論文にまとめ上げるのは佐藤の仕事だった。

論文を書き上げて、投稿できる状態に仕上げたのは12月25日の夜。

クリスマスの夜、この論文は、いつもの生命科学系のプレプリントサーバー（bioRxiv）ではなく、研究室のアカウントで作成したクラウドサーバー（GoogleDrive）にアップロードされ、アクセスに必要な情報がツイッターで拡散された。

「プレプリントサーバーは投稿から公開までにタイムラグがあり、タイミングが悪いと、公開までに半日から数日を要することがある。「その（公開までの）タイムラグも待てなかった」（佐藤）。

論文を27日に Nature 誌に投稿すると、休む間もなく編集者とのやり取りが始まった。

日本では、そろそろ仕事納めという時期だが、佐藤にとっては「怒濤の年末」だ。正月の三が日だけを家族と過ごし、査読者からの指摘に応えるべく、急いで論文の修正を仕上げた。

急いだ理由のひとつは、オミクロン株の広がりの速さだ。

11月25日の南アフリカ政府の発表から数日のうちに、英国やドイツでも感染者が確認され、11月末には、ナミビアから日本に入国した人がオミクロン株に感染していたことがわかった。

12月初旬には日本を含めた39の国と地域に拡大。12月中旬、ＷＨＯは、オミクロン株はデルタ株よりも広がり方が速く、世界のほとんどの国に広がっているという認識を示し、各国に対策を呼びかけた。

英国では1日あたりの新規感染者が過去最多の10万人超となり、ロンドンではその9割がオミクロン株だったと報道される。フランスでも1日あたり10万人、イタリアも過去最多、米国では24万人（週平均の1日あたり）と過去最多に迫る勢いだ。

欧米での急速な感染拡大の様子は日本でも連日報道され、新たな変異株の襲来に、世間は身構える雰囲気になった。

この頃、日本ではワクチンを少なくとも1回は接種した人が1億人を超え（全国民の79％）、医療従事者への3回目の接種も12月1日に始まった。東京都は予定を前倒しして、12月19日から高齢者などへの3回目接種を開始。年末年始も接種を実施すると発表した。

オミクロン株へのワクチンの効果については、さまざまな情報が出回っていた。ファイザー社のｍＲＮＡワクチンの追加（3回目）接種が、オミクロン株にも効果があるという見解をＷＨＯは示したが、2回のワクチン接種をしていても発症する例が見られ、それを示すデータも出てきた。

感染者が急増する一方で、重症化する人の割合はデルタ株に比べて減少した。重症化率の低下は、ワクチンの効果なのか、変異株の性状によるものなのか——。

社会も医療現場も、再び「わからない」状態に放り込まれた。

フルスピードで駆け抜ける

Nature 誌に投稿した2本の論文の1本は G2P-Japan によるもので、北大の福原の研究室にいる鈴木理滋、東大医科研の佐藤の研究室にいる山岨大智、木村出海、伊東潤平らが筆頭著者になっている。この論文ではまず、培養細胞を使った実験によってオミクロン株とデルタ株の違いを示した。

新型コロナウイルスに感染した細胞は、自身が作ったウイルスのスパイクタンパク質を細胞表面に出す。それが隣の細胞と結合することで「合胞体」と呼ばれる融合細胞が作られるが、オミクロン株では、作られる合胞体の数が、従来株やデルタ株に比べて少なかった。

一方、ハムスターを使用した感染実験から、オミクロン株は従来株やデルタ株に比べて、体重の減り方や呼吸機能の異常が明らかに弱まっていることを示した。ハムスターはワクチン接種を受けていないから、これは変異株そのものの特徴・性質と見なすことができる。「重症化しづらい」という医療現場でのデータと矛盾しない結果が得られたことになる。

さらに、世界の7つの国（南アフリカ、オーストラリア、デンマーク、ドイツ、イスラエル、イギリス、アメリカ）で得られたウイルスのデータをもとにした数理解析から、オミクロン株はデルタ株に比べて2〜5倍も速く広がっていることを示した。

もう1本の論文は、グプタの呼びかけでケンブリッジ大学をはじめとするG2P-UKの研究メンバーが参加し、G2P-Japanの宮崎大学の齊藤暁、東大医科研の木村、山岨らが連名で筆頭著者になった。こちらは主に、ワクチンや治療薬の効果を調べるものだった。

ワクチンを接種した人の血清には、ウイルスのスパイクタンパク質と結合して細胞への感染を阻害する中和抗体ができる。ｍＲＮＡワクチンの2回目の接種から6カ月経過した人の血清を使った実験では、デルタ株の感染は阻害できたが、オミクロン株の感染は阻害できなかった。治療薬として使われていた中和抗体薬でも同じような結果が得られた。これは、ワクチン接種の進んだ国でも感染が広がっているという事実と一致する。

一方で、希望が持てる結果もあった。3回目のワクチン接種から1カ月の人の血清は、オミクロン株にも効果を発揮した。また、レムデシビルやモルヌピラビルといった抗ウイルス薬が効果的であることも確認できた。

「命を削るような年末年始」（佐藤）を過ごし、リバイス原稿を仕上げていた1月半ば、データ解析を担当する伊東がやってきた。

「次の株が来ました」とデータを差し出す。佐藤は「マジかよ」と天を仰いだ。

第8章

オミクロンの亜株を追って

２０２１年11月25日に南アフリカから報告されたオミクロン株は、瞬く間に世界中に感染を広げ、多くの国で感染者数は過去最多を記録した。翌２０２２年を迎えると、オミクロン株に別系統の「亜株」が出現。その後も次々と亜株が現れた。G2P-Japan はこれらの亜株を全力で追い、解明に挑んだ。

オミクロンの亜株が続々

２０２２年1月、オミクロン株（B.1.1.529 系統）にまったく別の株が出現した。伊東潤平が「次はこれ」と示したのは、この株だった。

ＷＨＯは、新たに出現した株を B.1.1.529 の下部系統にある「亜株」と位置づけ、２０２１年11月に報告された最初のオミクロン株を BA.1、新しい株を BA.2 と命名した。［１６７ページの注を参照］

伊東が開発した「次期流行株予測システム」は、様々な地域で流行する全ての変異株の伝播力を網羅的に推定することで、伝播力が高く今後流行する可能性の高い株（次期流行株）を予測する。このシステムは、国際的なウイルスのゲノム配列データベース GISAIDを監視し、配列登録数の増加速度を変異株間で比較することで、各変異株の伝播力を推定することができる。

　このシステムを用いて、伊東はBA.2株が次の流行株になることを1月12日の時点で特定した。

　伊東の話に、さすがの佐藤も「この男は、俺を過労死させようとしているのだろうか」と思った。2本の論文に心血を注ぎ、ようやく完成に漕ぎ着けたところだ。疲れ切っていたのは佐藤だけではない。伊東のデータを確認し、「実験系ツートップ」である山岨と木村を呼んだ。「このようなことになったが、これからこれ（BA.2の実験）をする余力はあるか？」とたずねた。スパイクタンパク質の変異の数があまりに多く、大変な実験になることは目に見えていた。

　伊東によるBA.2株の検出はあまりに早すぎたため、まだBA.2の臨床分離株を入手できる状況にはなかった。そのような場合のG2P-Japanの戦略は、変異をひとつずつ入れた人工変異株をＣＰＥＲ法（第4章参照）で作り、どの変異がウイルスの性状の変化に関わっているかを実験によって調べる、というものだった。つまり、変異の数が多いほど、実験の数は増える。

山岨と木村は、実はこのときすでに伊東から事前に情報を得ていた。佐藤のゴーサインが出たら即座に実験に取りかかるつもりで、変異を導入するための材料や、試薬の確保などの準備を終えていたのである。つまり、スタンバイはできているという返事だ。

それならば、もうやるしかない。


G2P-Japanメンバーと実験の分担を決め、1月のうちに実験に取りかかった。

この時点では、インドやフィリピンなどごく一部の国を除けば、流行の主流は相変わらずBA.1株で、BA.2株の動きはまだ見えなかった。

しかし伊東の読みは正しく、2月になると多くの国でBA.1株からBA.2株への置き換わりが見え始めた。G2P-Japanのメンバーたちは、そうした情報を確認しながら粛々と実験を進めた。

国内では、1月に入ってBA.1株の感染者が急増し、政府は、新型コロナウイルス感染症まん延防止等重点措置の実施を1月9日より順次開始すると発表（開始日は都道府県により異なる）。この状況も、G2P-Japanのメンバーを駆り立てた。

G2P-Japanの誰が何をするかといった〝型〟は、前年のオミクロン株のときにできあがっていた。時間との勝負にはなるが、「粛々と進めれば問題はない」（佐藤）。実験データは着々と積み上げられていった。

そこに、思わぬ事態が生じた。佐藤の研究室で感染が広がったのだ。最初に不調を訴えて陽性と判定された研究室員は、ウイルスを使用した実験には一切関わっていない。幸いにして、実験に使ったウイルスからの感染ではないことは、確信をもって言える状況だった。

「そこがはっきりしていたので、大学への届け出も通常のやり方で済んだ。もし、実験に使用したウイルスからの感染が否定しきれない状況だったら、調査や事務手続きで、研究のスケジュールは破綻したかもしれません」

それ以上の感染拡大を防ぐため、進行するG2P-Japanのプロジェクトに直接加わっている研究室員以外は全員自宅待機とし、いったん研究室を閉鎖した。代わりに、佐藤自身が防護服を着込んで、残りの実験を続けることにした。

佐藤自身が感染しなかったことも運が良かったといえる。最初のひとりが不調を訴えた時点で、佐藤は研究室のメンバー全員との接触を断った。「僕が感染したら、何もかも止まってしまう」。以降、すべての指令は「カンヅメ」先のホテルの一室からなされた。

止めることが許されないG2P-Japanのプロジェクトの遂行に加え、自身の研究室で発生してしまった感染事例などのストレスが重なり、佐藤は生まれて初めて蕁麻疹《じんましん》を発症した。

予想外のアクシデントを乗り切って、BA.2に焦点を当てた論文を2月24日にCell誌に投稿、査読者とのやり取りを経て、5月1日にオンライン版が公開され、6月9日に掲載された。

この論文では、新しく登場した亜株の伝播力、免疫抵抗性、スパイクタンパク質の細胞融合性、病原性の解析をすべて行った。デルタ株以来、こうした一連の実験・解析を試行錯誤し、このBA.2株の論文で、ひとつの完成形に至った。佐藤らはこの〝型〟を、「G2P-Japanパッケージ」と呼んでいる。

まず、国際公共データベースGISAIDに登録されているウイルスゲノムの情報を解析することで、最初のオミクロン株（BA.1）に比べ、新しい亜株BA.2は、実効再生産数（1人の感染者が平均して何人に感染させるかを示す指標）が、相対的に1・4倍も増していることを示した。

また、ワクチン接種者や過去に感染した人が持つ中和抗体のBA.2株に対する効果は

BA.1株と同じくらい低下し、ハムスターの実験では体重の減り方や呼吸機能の異変はBA.1株よりも悪くなっていた。

細胞実験や動物実験の結果は、BA.2株が、BA.1株に比べて〝タチの悪いウイルス〟に立ち戻っている可能性を示した。

〝ライバル〟の意気込みで

G2P-JapanによるBA.2株の論文より一足早く、東大医科研の河岡義裕らのグループが、BA.2株の性状に焦点を当てた論文を発表、5月16日にNature誌に掲載された。

佐藤らも当初、Nature誌での掲載を前提に編集者に打診していたが、G2P-Japanが行った実験では、CPER法によって作出した、「スパイクタンパク質をコードする遺伝子のみをBA.2に置き換えたウイルス」を使用していた。つまり、河岡らのグループは感染者から分離されたBA.2ウイルスを使用していたのに対し、G2P-Japanは、自然界には存在しない人工的なウイルスを使用していたことになる。このことから、BA.2株の性状を正しく反映していないのではないかと、Nature誌の編集者から疑問符がついた。編集者は詳細を明かしていないが、BA.2のウイルスを入手して実験を行った河岡らのデータとの比較で、解析結果に違いが生じており、そのことが、Nature誌の編集者の判断に影響していたことが推測された。

この年、G2P-Japanは、河岡の研究室と競うかのように、出現が続いたオミクロンの亜株に関する多数の論文を発表している。

佐藤らG2P-Japanのメンバーは、「河岡研に負けずに頑張ろう、そして、世界の新型コロナウイルス研究をリードしよう」と意気込んで研究を進めていた。

河岡は、言うまでもなく、世界的なウイルス学者である。ロベルト・コッホ賞や日本学士院賞をはじめ数々の受賞歴があり、２０２３年には文化功労者にも選ばれた。張り合うにはあまりに大きい存在だ。佐藤など、お釈迦様の掌の上で暴れている孫悟空のようなものかもしれない。それでも、G2P-Japanとして、みんなで力を合わせれば、もしかしたら——。

G2P-Japanの同志とともに、「ヒーロー」と肩を並べて競い合っている現実感は、佐藤の研究者としての姿勢に変化をもたらしたのかもしれない。「河岡先生がいるから、自分の出番はない」と考える姿は、すでに過去のものになりつつあった。

中和抗体薬の効果を検証

オミクロン株の亜株は、その後も各国で出現し、感染が拡大した。ＷＨＯは「懸念すべき変異株（ＶＯＣ）における監視下の系統（ＶＯＣ－ＬＵＭ）」という新しい区分を設けて、これらの亜株を注視していた。医療現場は、これまでの中和抗体薬が、次々に現れる亜株に対して効果を持つのか、という問題に直面した。

佐藤らは、世界各国で出現しているオミクロン亜株をひとまとめにして、中和抗体の効果を１本の論文にしようと考えた。

フランスのBA.2.11（L452R変異）、アメリカのBA.2.12.1（L452Q/S704L変異）、南アフリカのBA.4およびBA.5（L452R/HV69-70del/F486V/R493Q変異）を取り上げ、８種類の中和抗体薬の効果を調べる実験を計画した。

ヒトの免疫系は、ウイルスに感染したり、ワクチンを接種したりすると、さまざまな抗体を作る。これに対して、中和抗体薬は通常、１種類の抗体で設計される。ウイルスタンパク質の特定の場所と結合するように作るので、ウイルス側の結合場所に変異があれば、抗体薬は結合できない。新たに出現した変異株の場合、効果が判明するまでは「次々に試して様子を見る」ことになる。

佐藤たちは変異を入れた疑似ウイルスを使って、さまざまなオミクロン亜株のスパイクタンパク質に中和抗体薬が効果を示すかどうかを試した。

調査したすべてのオミクロン亜株で感染を抑制した中和抗体薬は１種類のみ、ほかは、亜株によってさまざまな結果を示した。論文はThe Lancet Infectious Diseases誌に２０２２年６月８日に公開された。

BA.5株をターゲットに

伊東の自動解析システムが次に警告したのはBA.5株だった。

G2P-Japanは、BA.5株の親株にあたるBA.2株と比較し、BA.5株のウイルスの性状を明らかにする研究を行うことにした。

このプロジェクトを立ち上げるにあたり、G2P-Japanは、京都大学ウイルス・再生医科学研究所（現・医生物学研究所）の橋口《はしぐち》隆生《たかお》を新メンバーとして迎えた。

橋口は、パラミクソウイルスに研究の主軸を置くウイルス学者である。さらに、ウイルスタンパク質の構造解析の分野においては、日本で数少ない研究者のひとりで、ワクチン抗原となるウイルス表面のスパイクタンパク質などの構造解析を得意としていた。

佐藤が橋口を誘ったのは、ウイルスタンパク質の構造解析データを論文に入れたいという強い希望があったからだ。ウイルスの感染力や合胞体の形成力、中和抗体からの逃避などの理解を深めるためには、構造解析が欠かせない。

G2P-Japan のメンバーと橋口はほぼ同年代で、以前からの知り合いも多い。佐藤とは共同研究をしたこともあったので、ためらいなく誘いを受けた。

橋口自身もまた、最初期から新型コロナウイルスの研究に着手していた。ワクチン抗原をデザインするための研究で、製薬会社と研究を進めていた。

腕の見せどころ

遡って２０２０年１月のこと。当時、九州大学に在籍していた橋口は、新型コロナウイルス（SARS-CoV-2）の遺伝情報が公開されるとすぐ、構造解析の準備を始めた。

手順としては、ワクチン原材料の候補となるプラスミドＤＮＡを作成し、培養細胞に入れてタンパク質を作らせ、これを精製して構造解析を行うことになる。プラスミドを作ってから構造解析まで、最短で2カ月かかる。加えて日本では、プラスミドを作る段階で、大学の承認後、文部科学省への申請・審査を経る必要がある。通常では6カ月を要する過程を、なんとか2〜3カ月に短縮して進めてもらった。

橋口らが、構造解析のデータから検討を重ねてデザインしたワクチン抗原は、ファイザー社やモデルナ社が出してきたものとほぼ同じだった。

タンパク質の構造解析では「クライオ電子顕微鏡」が欠かせない。タンパク質などの生体分子の立体構造を原子レベルで捉える画期的な技術で、２０１７年にノーベル化学賞が授与された。

２０２０年当時、国内の研究機関にあるクライオ電子顕微鏡は10台に満たなかった。構造解析に強いアメリカや中国には、日本を1桁上回る数のクライオ電子顕微鏡があるという。

数では太刀打ちできる状況ではないが、橋口は「ウイルスに関する知識がないと、構造解析にかけられるような良いタンパク質を作るのは難しい」と話す。

良いタンパク質とは、「純度が高く、しっかり生体内の構造を反映したもの」。しかし、それがあらかじめわかっているわけではないので、自分の目的に合った構造をまず決めて、その構造を持つタンパク質を作る。それが腕の見せどころだというのだ。

「非常に興味深い例」として橋口が具体例を挙げた。BA.5株のあとに拡大したBA.2.75株での話である。

BA.2.75株には複数のアミノ酸の変異があるが、その中に、スパイクタンパク質の４６０番目のアミノ酸がアスパラギンからリジンに変わる変異があった。この部分は、ウイルスのスパイクタンパク質が、ヒト側のＡＣＥ２タンパク質と結合する面から少し離れているが、それにもかかわらず、変異によってウイルスは結合しやすくなっていた。原因を探ろうと、スパイクタンパク質とＡＣＥ２を一緒に構造解析したところ、ＡＣＥ２タンパク質の表面から飛び出るように付いている糖鎖が、スパイクタンパク質との結合力に関わっていることがわかった。

糖鎖は電気的にマイナスを帯びているが、変異で置き換わったリジンはプラスの電荷を持つアミノ酸だ。電気的な力によって、両者は「がっつり引き合ってしまった」（橋口）わけだ。

これとは逆に、変異前のウイルスでは、ＡＣＥ２タンパク質の糖鎖はスパイクタンパク質との結合を妨げる役割をしていた。変異前のアスパラギンは、中性の電荷を持つアミノ酸で、周辺のマイナスの電荷を打ち消せないため、糖鎖と反発し合っていたからだ。変異で置き換わったリジンの意味に最初に気づいたのが橋口だった。

こうした変化は、構造解析の結果を検討して初めて理解できることで、その土台となるさまざまな知識が要求される。

「この分野を得意とする人はあまりいないので、創薬関係で必要とする人にタンパク質を供給する、いわば〝縁の下〟に徹する気持ちでやっています」と橋口はいう。

橋口の構造解析が加わり、「G2P-Japan パッケージ」の〝型〟にも一層の厚みがもたらされた。オミクロン BA.5 株の性状を解明する論文は、２０２２年10月13日に Cell 誌に掲載された。

実は、この論文を Cell 誌に投稿する前、佐藤は「当初の G2P-Japan パッケージ」での論文投稿を Cell 誌の編集者に打診し、このときは投稿を断られている。しかしそこで引き下がることなく、佐藤は、「当初の G2P-Japan パッケージ」に、橋口による構造解析のデータも加えるとして改めて打診したところ、それならば、と投稿を受け入れてもらった経緯がある。

つまり、この BA.5 株の論文が Cell 誌に掲載されるには、橋口の参画による「G2P-Japan

パッケージ」の〝型〟のアップデートが必然であったということになる。

さらに多様化するオミクロン亜株

日本がBA.5株による第7波を迎えた２０２２年夏、インドでBA.2.75株が広がり始めた。７月19日、ＷＨＯはこの亜株をＶＯＣ－ＬＵＭに分類した。それを受け、G2P-Japan はBA.2.75株の性状解明の研究に着手した。

BA.2.75株はBA.2株をベースにした別系統だが、伊東の解析によって、BA.2.75株の実効再生産数は、BA.2株と比較して１・３４倍高いことがわかった。

ワクチン接種者や一度感染して回復した人の血清にある中和抗体の効果が低く、ＡＣＥ２タンパク質との結合力も高い。免疫から逃れる力が増し、細胞に侵入する性質も強まっていたことになる。さらに、スパイクタンパク質による合胞体も生じやすかった。

G2P-Japanはフルメンバーで臨み、２０２０年8月8日にプレプリントサーバーで公開、論文は10月9日にCell Host & Microbe誌に掲載された。

この論文から、京都大学ｉＰＳ細胞研究所（CiRA）の高山《たかやま》和雄《かずお》が参加する。オンラインで開催されたシンポジウムで高山の講演を聴いた佐藤が、G2P-Japan への参加を打診した。

高山の研究室では、ｉＰＳ細胞を使ったオルガノイドや臓器チップの開発を進めており、これらを病気の解明や創薬に役立てることを目指している。

オルガノイドは、臓器や組織を模した3次元構造の仮想人体モデルともいうべきものだ。

多数の研究テーマを並行して進めるなか、とくに呼吸器感染症研究に重点を置き、２０２２年には気管支オルガノイドの開発に成功した。

G2P-Japan による BA.2.75 株の研究では、感染性の評価にこのオルガノイドが使われている。

高山は、G2P-Japan に参加する以前に、海外のコンソーシアムの活動に加わったことがある。G2P-Japan 同様、「突貫で仕上げなければならないときは、だれもが、土日もなく研究に没頭していました。世界の最先端でやるならば、目的に合わせて仕組みを作ることが大事」と話す。

海外コンソーシアムの経験と比べても、佐藤らのスピード感とバイタリティはすさまじいものがあるという。「そこが、G2P-Japanの一番の個性です」（高山）。

［注］ B.1.1.529、BA.1、BA.2といった名称は「PANGO系統（PANGO lineages）」の呼称。アルファベットと数字で構成される。数字の部分は、派生した変異株を表すが、ドットが３つを超えた場合は接頭辞のアルファベットが更新される。

デルタやオミクロンなど一般に使われるギリシャ文字による名称は、ＷＨＯが付与するもの。流行当初、国や地域を入れたウイルス名が使われていたが、これらは誤解や混乱を避けるために、ＷＨＯが新名称を提唱するに至った。

ほかに、学術的な名称として、ウイルスの系統発生樹を反映させた「Nextstrain系統」がある。学術的な名称を付したゲノムデータは、新型コロナウイルスやインフルエンザウイルスの情報を記載する国際データベース「GISAID（Global Initiative on Sharing All Influenza Data）」に登録される。

第9章

新たな一歩を踏み出す

変化の兆し

アメリカでBA.5株が新規感染者の半数以上を占めるようになった２０２２年６月末、米食品医薬品局（ＦＤＡ）は、BA.5株に対応したワクチンを作るよう製造各社に要請した。

　これを受けて、従来株およびBA.5株に対応したｍＲＮＡワクチンの開発が始まり、８月下旬にはワクチン製造各社がＦＤＡに緊急使用許可を申請。改良型ワクチンは９月以降、追加接種に使われるようになった。翌２０２３年９月に接種開始となったXBB.1.5対応ワクチンのように、オミクロン株の新系統に対応するワクチンの改良は、その後も続いている。

　すばやいワクチン対応が報じられる一方、このころから、世間の新型コロナへの危機感は少しずつ薄れていった。新規感染者の重症化率や死亡率の低下が安心材料となり、社会の平常化を期待する人が増えていた。

　社会だけでなく、主要な学術誌の編集者の反応にも変化が見えはじめた。

オミクロン亜株が続いて出現したことで、ウイルスの性状解析に関する論文は、Nature 誌や Cell 誌といった、いわゆるトップジャーナルではなく、学術誌としてはそれらのワンランク下の「姉妹誌」と呼ばれるジャーナルへの掲載が妥当と判断されるようになり、「性質が異なる変異株が出て、またそのときにご縁があれば」と対応が変わった。

こうした変化を佐藤が実感したのは、ＷＨＯ内のＴＡＧ－ＶＥ（ウイルス進化に関する技術諮問グループ）の会議に呼ばれて、BA.2.75 株の性質を説明したときだった。夏休みの最中だったということもあるが、出席者は少なく、表情には緊張感が見られなかった。

さらに遡ると、オミクロンの BA.2 株が出現した際、新しい名前（ギリシャ文字の順序ではパイ）を付けるかどうかで、ＷＨＯでは活発な議論が交わされた。G2P-Japan は２０２２年2月14日に BA.2 株のプレプリントを公開し、その１週間後、ＴＡＧ－ＶＥに求められて説明を行った。最終的にオミクロンの亜株となった理由の中で、G2P-Japan の研究結果も参考にされている。

しかし、ＷＨＯが最終的に下した判断は、「性状に大きな違いがないならば、同じ『オミクロン』でよい」というものだった。その後の BA.5 株の議論では、以前のような緊迫感は薄れていた。

この流れをつぶさに見てきた佐藤にとって、変化はむしろ当然のようにも感じられた。

この時期と前後して、G2P-Japan は活動にバリエーションを持つようになった。佐藤が率いる東大医科研チームによる論文や、一部のメンバーと佐藤の共著論文もある。熊本大学の池田輝政が中心となってまとめた、実験手法に関する論文もそのひとつだ。また、「G2P-Japan パッケージ」を行いながら、北海道大学の福原崇介を中心に、オミクロン亜株である BA.1、BA.2、BA.5 の性状を詳しく比較解析した研究も進められた。この論文は、２０２３年7月に Communications Biology 誌に掲載された。

すべてのデータを佐藤に集め、ディスカッションをしながら、佐藤が論文へと仕上げていく手法について、「佐藤の負担が大きすぎて、サステナブルではない」というメンバーの意見もあった。また、ひとつの変異株、あるいは、スパイクタンパク質の変異にのみ特化した研究を進めてきたことによる弊害も見え始めていた。

変異株に対する世間や科学雑誌の理解が変わりつつあるのならば、コンソーシアムのあり方も、それに応じて変えていく必要がある。G2P-Japan は折々に議論を重ねながら、次のステージに向け、新たな研究体制のあり方を模索し始める。

そのひとつの例として、G2P-Japan は、新型コロナウイルスの変異株ではなく、まったく別のウイルスを扱った研究成果も発表した。

２０２２年に欧米諸国でアウトブレイクしたエムポックス（サル痘から名称変更）の原因ウイルスＭＰＸＶに関するものだ。

ＭＰＸＶは、系統学的にはヒトに致死性の感染症を示す天然痘ウイルスに近いウイルスで、ポックスウイルス科に分類される。ＭＰＸＶにはいくつかの亜型が報告されているが、そのなかには高い致死率を示すものもある。１９７０年にコンゴ民主共和国（旧ザイール）で最初の症例が確認されて以降、アフリカを中心として断続的に見つかっている。

２０２２年に出現した新しい系統の株「２０２２ＭＰＸＶ」は、日本でも２００例を超える症例が確認されており、ウイルス学的な特徴の解明が急がれていた。

佐藤の東大医科研チームと京都大学ｉＰＳ細胞研究所増殖分化機構研究部門の高山和雄が率いるチームのメンバーは共同で研究に臨んだ。高山の研究室が開発したｉＰＳ細胞由来の大腸オルガノイドと、ヒトのケラチノサイト（皮膚の表皮細胞）を用いて、東大医科研のチームが感染実験を行った。

ＭＰＸＶは三種病原体に分類される病原体であり、その使用と所持は、感染症法で厳格に管理されているため、限られたメンバーでの研究となった。「欧米の研究者はリスクをかかえてまでやりたがらないですね。でも、感染症を研究する意味には、社会的ニーズがあり、そこは外せないと思います」と高山はいう。

高山が中心となって進めたこの研究の論文は、２０２３年６月に Journal of Medical Virology 誌で公開された。

高山は、「G2P-Japan に加わったことで、研究活動の幅が広がった」という。感染症研究の知り合いがたくさんできて、感染症領域におけるオルガノイドの必要性を広く知ってもらうきっかけになった。実際に、オルガノイドを使いたいという要望も出てきたので、「求められる仕事をやっていきたい」と話す。

モチベーションと馬力

G2P-Japan の活動が注目され、佐藤が取材を受ける機会が増えた。「成功の秘訣は?」と問われることも多い。

佐藤がいちばんに挙げるのは「全員のモチベーションが高く、それぞれが全力で自分の仕事をしたこと」だ。

G2P-Japanのメンバーに聞くと、「自分がミスをするわけにはいかない」「みんなの足を引っ張ってはいけないと思っていた」と異口同音に語る。佐藤も例外ではなく、「みんなを待たせてはいけない」と全力疾走を続けてきた。

２０２２年にBA.5株の論文から加わった京都大学の橋口隆生は、この「待たせてはいけない」のプレッシャーを全身で感じていた。

タンパク質の構造解析は試行錯誤的な繰り返しが多く、時間を要する仕事だ。どんなに急いでもタンパク質を作るだけで、１カ月程度はかかる。そのあとには、データ測定とその解析があり、構造から何が言えるのかを検討しなければならない。それをまとめるのは、橋口にしかできない仕事だ。

橋口の研究室だけでは構造解析が追いつかなくなり、北海道大学の前仲《まえなか》勝実《かつみ》教授に頼み込んで、優秀なスタッフに手伝ってもらうことになった。前仲は橋口の恩師で、構造解析技術を教わった師匠である。「全員が朝から晩までヘロヘロになりながら頑張ってくれた」と橋口はいう。

「そんな感じで、構造解析を毎回行うのはかなり負担だったが、少し時間がたつと、せっかくだから、もうしばらく続けるかな」と気持ちがリセットされた。

いろいろなところの協力を得て、ネットワークができて、専門の異なる研究者との連携が増えて、「いいことなんじゃないかなと思う」。

次に何が来るかはわからないが、「やはり、僕のところが律速段階になりそうです」と橋口は付け加えた。


橋口の参加は、タンパク質の構造解析を論文に加えたいという佐藤の希望によるものだが、もうひとつ、別の動機があった。人づてに聞いたあるエピソードから、佐藤は橋口に強い印象を持っていたという。

橋口が留学していたときのことだ。アメリカに来て数年、あるウイルスタンパク質の構造解析に取り組んでいたが、どうしても結晶化ができず、奮闘しつづけていた。留学を終え、いよいよ日本に帰国するという日も、ラボで実験を行っていた。そしてその日、ついに結晶化に成功したというのだ。

このエピソードから、佐藤は橋口のことを「普段は飄々としていて面倒くさがりだけれど、実はすさまじい馬力と胆力を秘めている人」と密かに捉えていた。オミクロン株の亜株が続々と登場し、フルスピードで論文を連発していた頃、G2P-Japan の中で行われていたやり取りのスピードと労力は、常軌を逸していた。「それに応えてくれる気力と体力がある人じゃないと、参加できないことはわかっていたので」（佐藤）、その秘めたる資質を見込んで、声をかけたというのだ。

リーダーシップよりもひとりひとりの個性

佐藤は自分自身について「根気強いタイプではない」と評する。これについては、コンプレックスを感じることも多かった。「君はもっと腰を落ち着けて、ひとつのことに集中したほうがいいんじゃないか」とアドバイスをもらったこともあった。

「でも、そんなふうに腰を据えていたら、今回のような有事の研究はできない。感染症研究というのは、目の前にあることを何とかして解決することが最重要だから。そう考えれば、僕のやり方は有事のなかでは間違っていなかった」

佐藤は以前から論文を書くのが好きだったという。それが趣味だと吹聴していた時期もあるくらいだ。

G2P-Japan のなかの佐藤の貢献は、「リーダーシップというよりも、僕が論文を書くのが速いということに尽きると思う」と振り返る。

具体的な数を挙げると、佐藤は、２０２３年11月の時点で１１４本の論文を出版し、そのうち72本の責任著者を務めている。

教科書に載るような大きな仕事にはあまり興味がなく、論文という「ひとつの物語」を書くことに面白みを感じた。「ひとつのことを深掘りして大長編の書き下ろし小説を書くようなことよりも、週刊誌のようなスピードで論文を連発するほうが自分には向いているのではないか」という。

主宰を務める佐藤だけではない。異なる個性の集まりこそが、G2P-Japan の持ち味になっているのだろう。

G2P-Japan のメンバーは折に触れて、今後の活動の方向性を確認し合っている。世界中の研究者と連携し、最先端の研究を続けること。「次のアウトブレイク・パンデミック」という「いざ」というときのために、G2P-Japan の体制を維持すること。新型コロナウイルスの新たな変異株や、新興・再興感染症が出た場合、すぐに全力で研究に取り組むこと。そして、そのような活動の中で得た経験を、次世代の研究者たちに伝承していくこと。

コロナ禍を疾走した G2P-Japan は、次のステージに向けて動き始めている。

あとがき

詫摩雅子

２０２２年5月、月刊誌「日経サイエンス」の連載「Front Runner 挑む」の企画で、佐藤佳教授（以下敬称略）に取材し、研究コンソーシアムG2P-Japanの成り立ちと活動について紹介する機会をいただいた。記事を掲載した8月号が校了して間もなく、編集部と詫摩にあてて、佐藤からメールが届いた。研究コンソーシアムG2P-Japanの〝奮闘記〟を「ドキュメンタリーのような感じで」書籍として残せないだろうか、というご相談だった。

佐藤を中心に若い基礎研究者らが研究共同体を立ち上げ、驚くべきスピードで多数の論文を一流学術誌《トップジャーナル》に発表しつづけていることは、この時期、すでにメディアを通じて社会に知られるようになっていた。日経サイエンス編集部も、私自身も、G2P-Japanの活動に強い関心を抱いていたし、ドキュメンタリータッチという点にも魅力を感じた。

とはいえ、G2P-Japanはまさにフルスピードで疾走している最中で、佐藤に原稿の執筆を依頼するなど不可能な話だ。それならば、佐藤だけでなく、G2P-Japanのコアメンバーの研究者らに取材をして、重層的な（佐藤に言わせれば重奏的な）本を構成しようということになった。

こうした経緯で、G2P-Japanのコアメンバーを中心に、それぞれの体験やバックグラウンドを語っていただき、G2P-Japanでの活動はもちろん、将来の研究の方向性などもお聞きした。

彼らの言葉からは、ウイルス研究の奥深さや、未知のものに対峙する気構えと熱量が感じ取れた。外からは「ウイルス学者」とひと言で括られる人たちが、これほどまでに多様で、学問分野そのものが、想像を超えた広がりを持つことも新鮮な驚きだった。

G2P-Japanのメンバーひとりひとりが、自らのテーマと並行し、あるいは中断して、新型コロナウイルスのコンソーシアム研究に着手し、共同作業を通して論文完成までフルスピードで走り続けた。この貴重な体験を記録に残すことは、日本の科学研究における課題と強みを知っておくために重要であり、感染症研究においては次のパンデミックに備えることにもなるはずだ。

ここで個人的な体験を述べることをお許しいただきたい。

２０２０年1月末、パンデミックが始まったとき、私は日本科学未来館（未来館）で科学コミュニケーターのまとめ役を担っていた。新型コロナを未来館としてどう取り上げるか、私たちは話し合った。歴史を振り返れば、感染症は差別とつながったこともあり、情報発信には細心の注意が必要となる。通常の業務の片手間に、手を出してよい分野ではない——。

しかし事態は急転、未来館は新型コロナを全面的に取り上げることになった。2020年2月末から臨時休館することになったからだ。通常業務がなくなった以上、「片手間はダメ」という言い分は通らない。以前に一緒に活動をしたことのある国立国際医療研究センター国際感染症センターと未来館との共同企画として、双方向性の高いプラットフォームを使ったオンライン番組を生放送することになった。再開館するまでは平日毎日、放送を続けた。

番組には、新型コロナの診療にあたる医師をはじめ、多数のゲストに登場いただいた。職業や立場は違っても、誰もが、守るべき人を守るために努力を続けていた。また視聴者からは、自分や家族のための感染対策に関する質問が多く寄せられた。

パンデミックから得たことがあるとすれば、「あのとき、みんな頑張った」「それは自分のためだけではなかった」という共通体験ではないだろうか。その体験が今後どう役立つかはわからないが、世界を良い方向へ変えていく力になればと思う。

本書の大きな狙いのひとつは、若い人たちにこの本を読んでいただき、「研究者を目指したい」と思ってもらうことだ。

ウイルスに限らず、科学の基礎研究は一般社会から見えにくい。基礎研究の実際を知ってもらうには、現場の奮闘ぶりをありのままに伝え、科学的知見に基づいた発信の重要性を実感していただくことが一番の近道だと思う。

また、本書に登場する研究者たちを通して、読者も科学の現場に立ち、彼らとともに新型コロナウイルスの解明に挑む体験ができる。なにしろ、新型コロナは科学者にとっても初めてのチャレンジだったのだ。未知の世界であっても、自分は無力だと感じていても、何かできることがあるかもしれない。そう考え、もがくことで、世界はつながり、広がっていく。

そのようなことを考えながらこの本を読んでいただき、「自分も研究者を目指したい」と思ってもらえれば、これほど嬉しいことはない。

G2P-Japan は、若手の研究者による新奇の研究共同体として高く評価された。

だが、この本が伝えるのは、何かを成し遂げた人たちの成功の物語ではなく、明日に向かって歩きつづける人たちの話だ。G2P-Japan での研究で、共に協力しあえたことこそが、未来への財産になるに違いない。

Izumi Kimura‡, Daichi Yamasoba‡, Hesham Nasser‡, Hayato Ito‡, Jiri Zahradnik‡, Jiaqi Wu‡, Shigeru Fujita‡, Keiya Uriu‡, Jiei Sasaki, Tomokazu Tamura, Rigel Suzuki, Sayaka Deguchi, Arnon Plianchaisuk, Kumiko Yoshimatsu, Yasuhiro Kazuma, Shuya Mitoma, Gideon Schreiber, Hiroyuki Asakura, Mami Nagashima, Kenji Sadamasu, Kazuhisa Yoshimura, Akifumi Takaori-Kondo, The Genotype to Phenotype Japan (G2P-Japan) Consortium, Jumpei Ito, Kotaro Shirakawa, Kazuo Takayama, Takashi Irie, Takao Hashiguchi, So Nakagawa*, Takasuke Fukuhara*, Akatsuki Saito*, Terumasa Ikeda* & Kei Sato*. Multiple mutations of SARS-CoV-2 Omicron BA.2 variant orchestrate its virological characteristics. **Journal of Virology** in press.
オミクロン BA.1 株と BA.2 株の違いを規定する変異に着目した論文。

Yu Kaku‡, Yusuke Kosugi‡, Keiya Uriu‡, Jumpei Ito‡, Alfredo A. Hinay Jr., Jin Kuramochi, Kenji Sadamasu, Kazuhisa Yoshimura, Hiroyuki Asakura, Mami Nagashima, The Genotype to Phenotype Japan (G2P-Japan) Consortium & Kei Sato*. Antiviral efficacy of the SARS-CoV-2 XBB breakthrough infection sera against Omicron subvariants including EG.5. **Lancet Infectious Diseases** 23(10):e395-e396, 2023.
オミクロン EG.5 株のウイルス学的特性を明らかにした論文。

Keiya Uriu‡, Jumpei Ito‡, Yusuke Kosugi, Yuri L Tanaka, Yuka Mugita, Ziyi Guo, Alfredo A Hinay Jr., Olivia Putri, Yoonjin Kim, Ryo Shimizu, Mst Monira Begum, Michael Jonathan, The Genotype to Phenotype Japan (G2P-Japan) Consortium, Akatsuki Saito, Terumasa Ikeda & Kei Sato*. Transmissibility, infectivity, and immune evasion of the SARS-CoV-2 BA.2.86 variant. **Lancet Infectious Diseases** 23(11):e460-e461, 2023.
オミクロン BA.2.86 株のウイルス学的特性を明らかにした論文。

Martin Müller, Alexandra Herrmann, Shigeru Fujita, Keiya Uriu, Carolin Kruth, Adam Strange, Jan E Kolberg, Markus Schneider, Jumpei Ito, Marcel A Müller, Christian Drosten, Armin Ensser, The Genotype to Phenotype Japan (G2P-Japan) Consortium, Kei Sato & Daniel Sauter*. ORF3c is expressed in SARS-CoV-2-infected cells and inhibits innate sensing by targeting MAVS. **EMBO Reports** e57137, 2023.
ドイツの研究チームとの共同研究により、新型コロナウイルスの ORF3c 遺伝子の機能解析をした論文。

Yusuke Kosugi ‡ , Arnon Plianchaisuk ‡ , Olivia Putri ‡ , Keiya Uriu, Yu Kaku, Alfredo A. Hinay Jr., Luo Chen, Jin Kuramochi, Kenji Sadamasu, Kazuhisa Yoshimura, Hiroyuki Asakura, Mami Nagashima, The Genotype to Phenotype Japan (G2P-Japan) Consortium, Jumpei Ito, Kei Sato*. Virological characteristics of the SARS-CoV-2 Omicron HK.3 variant harboring the “FLip” substitution. **Lancet Microbe** in press.
オミクロン HK.3 株のウイルス学的特性を明らかにした論文。

Daichi Yamasoba ‡, Keiya Uriu ‡, Arnon Plianchaisuk ‡, Yusuke Kosugi ‡, Lin Pan‡, Jiri Zahradnik, The Genotype to Phenotype Japan (G2P-Japan) Consortium, Jumpei Ito & Kei Sato*. Virological characteristics of the SARS-CoV-2 omicron XBB.1.16 variant. **Lancet Infectious Diseases** 23(6):655-656, 2023.
オミクロン XBB.1.16 株のウイルス学的特性を明らかにした論文。

Yukio Watanabe ‡, Izumi Kimura ‡, Rina Hashimoto ‡, Ayaka Sakamoto, Naoko Yasuhara, Takuya Yamamoto, The Genotype to Phenotype Japan (G2P-Japan) Consortium, Kei Sato* & Kazuo Takayama*. Virological characterization of the 2022 outbreak-causing monkeypox virus using human keratinocytes and colon organoids. **Journal of Medical Virology** 95:1-14, 2023.
高山が中心となって進めた、2022 年に出現・流行したエムポックスウイルスのウイルス学的特性を明らかにした論文（第 9 章）。

Tomokazu Tamura ‡, Daichi Yamasoba ‡, Yoshitaka Oda ‡, Jumpei Ito ‡, Tomoko Kamasaki ‡, Naganori Nao ‡, Rina Hashimoto, Yoichiro Fujioka, Rigel Suzuki, Lei Wang, Hayato Ito, Yukie Kashima, Izumi Kimura, Mai Kishimoto, Masumi Tsuda, Hirofumi Sawa , Kumiko Yoshimatsu, Yuki Yamamoto, Tetsuharu Nagamoto, Jun Kanamune, Yutaka Suzuki, Yusuke Ohba, The Genotype to Phenotype Japan (G2P-Japan) Consortium, Isao Yokota*, Keita Matsuno*, Kazuo Takayama*, Shinya Tanaka*, Kei Sato* & Takasuke Fukuhara*. Comparative pathogenicity of SARS-CoV-2 Omicron subvariants including BA.1, BA.2, and BA.5. **Communications Biology** 6:772, 2023.
福原が中心となって進めた、オミクロン BA.1、BA.2、BA.5 のウイルス学的特性を比較・解明した論文（第 9 章）。

Shigeru Fujita, Keiya Uriu, Lin Pan, Naganori Nao, Koshiro Tabata, Mai Kishimoto, Yukari Itakura, Hirofumi Sawa, Izumi Kida, Tomokazu Tamura, The Genotype to Phenotype Japan (G2P-Japan) Consortium, Takasuke Fukuhara, Jumpei Ito, Keita Matsuno ‡ & Kei Sato ‡ *. Impact of imprinted immunity induced by mRNA vaccination in an experimental animal model. **Journal of Infectious Diseases** 228(8):1060-1065, 2023.
mRNA ワクチンと「刷り込み免疫」の関係性を調べた論文。

Shigeru Fujita ‡, Yusuke Kosugi ‡, Izumi Kimura, Kenzo Tokunaga, The Genotype to Phenotype Japan (G2P-Japan) Consortium, Jumpei Ito & Kei Sato*. Determination of the factors responsible for the tropism of SARS-CoV-2-related bat coronaviruses to Rhinolophus bat ACE2. **Journal of Virology** in press.
新型コロナに近縁なコウモリコロナウイルスのスパイクタンパク質の特性に着目した論文。

Keiya Uriu‡, Jumpei Ito‡, Jiri Zahradnik‡, Shigeru Fujita, Yusuke Kosugi, Gideon Schreiber, The Genotype to Phenotype Japan (G2P-Japan) Consortium & Kei Sato*. Enhanced transmissibility, infectivity, and immune resistance of the SARS-CoV-2 omicron XBB.1.5 variant. **Lancet Infectious Diseases** 23(3):280-281, 2023.
オミクロン XBB.1.5 株のウイルス学的特性を明らかにした論文。

Shiho Torii‡, Kwang Su Kim‡, Jun Koseki‡, Rigel Suzuki‡, Shoya Iwanami, Yasuhisa Fujita, Yong Dam Jeong, Jumpei Ito, Hiroyuki Asakura, Mami Nagashima, Kenji Sadamasu, Kazuhisa Yoshimura, The Genotype to Phenotype Japan (G2P-Japan) Consortium, Kei Sato, Yoshiharu Matsuura*, Teppei Shimamura*, Shingo Iwami* & Takasuke Fukuhara*. Increased flexibility of the SARS-CoV-2 RNA-binding site causes resistance to remdesivir. **PLOS Pathogens** 19(3): e1011231, 2023.
福原が中心となって進めた、治療薬レムデシビルへの抵抗性を規定する変異に着目した論文。

Jumpei Ito‡, Rigel Suzuki‡, Keiya Uriu‡, Yukari Itakura‡, Jiri Zahradnik‡, Kanako Terakado Kimura‡, Sayaka Deguchi‡, Lei Wang‡, Spyros Lytras‡, Tomokazu Tamura, Izumi Kida, Hesham Nasser, Maya Shofa, MST Monira Begum, Masumi Tsuda, Yoshitaka Oda, Tateki Suzuki, Jiei Sasaki, Kaori Sasaki-Tabata, Shigeru Fujita, Kumiko Yoshimatsu, Hayato Ito, Naganori Nao, Hiroyuki Asakura, Mami Nagashima, Kenji Sadamasu, Kazuhisa Yoshimura, Yuki Yamamoto, Tetsuharu Nagamoto, Jin Kuramochi, Gideon Schreiber, The Genotype to Phenotype Japan (G2P-Japan) Consortium, Akatsuki Saito, Keita Matsuno, Kazuo Takayama, Takao Hashiguchi*, Shinya Tanaka*, Takasuke Fukuhara*, Terumasa Ikeda* & Kei Sato*. Convergent evolution of SARS-CoV-2 Omicron subvariants leading to the emergence of BQ.1.1 variant. **Nature Communications** 14:2671, 2023.
オミクロン BQ.1 株のウイルス学的特性を明らかにした論文。

Tomokazu Tamura‡, Jumpei Ito‡, Keiya Uriu‡, Jiri Zahradnik‡, Izumi Kida‡, Yuki Anraku ‡, Hesham Nasser‡, Maya Shofa‡, Yoshitaka Oda‡, Spyros Lytras‡, Naganori Nao, Yukari Itakura, Sayaka Deguchi, Rigel Suzuki, Lei Wang, MST Monira Begum, Shunsuke Kita, Hisano Yajima, Jiei Sasaki, Kaori Sasaki-Tabata, Ryo Shimizu, Masumi Tsuda, Yusuke Kosugi, Shigeru Fujita, Lin Pan, Daniel Sauter, Kumiko Yoshimatsu, Saori Suzuki, Hiroyuki Asakura, Mami Nagashima, Kenji Sadamasu, Kazuhisa Yoshimura, Yuki Yamamoto, Tetsuharu Nagamoto, Gideon Schreiber, Katsumi Maenaka, The Genotype to Phenotype Japan (G2P-Japan) Consortium, Takao Hashiguchi, Terumasa Ikeda, Takasuke Fukuhara, Akatsuki Saito, Shinya Tanaka*, Keita Matsuno*, Kazuo Takayama* & Kei Sato*. Virological characteristics of the SARS-CoV-2 XBB variant derived from recombination of two Omicron subvariants. **Nature Communications** 14:2800, 2023.
オミクロン XBB.1 株のウイルス学的特性を明らかにした論文。

Takao Hashiguchi*, Terumasa Ikeda*, Akatsuki Saito*, Takasuke Fukuhara*, Shinya Tanaka*, Keita Matsuno* & Kei Sato*$. Virological characteristics of the SARS-CoV-2 Omicron BA.2 subvariants, including BA.4 and BA.5. **Cell** 185(21):3992-4007, 2022.
オミクロンBA.5株のウイルス学的特性を明らかにした論文。上述の「G2P-Japanパッケージ」に加え、新メンバーの橋口によるスパイクタンパク質の構造解析も加わり、その"型"に一層の厚みがもたらされた（第8章）。

Hesham Nasser, Ryo Shimizu, Jumpei Ito, The Genotype to Phenotype Japan (G2P-Japan) Consortium, Akatsuki Saito, Kei Sato & Terumasa Ikeda*. Monitoring fusion kinetics of viral and target cell membranes in living cells using a SARS-CoV-2 spike-protein-mediated membrane fusion assay. **STAR Protocols** 3(4):101773, 2022.
池田が中心となって進めた、スパイクタンパク質の細胞融合力を解析する研究手法をまとめた論文（第9章）。

Akatsuki Saito ‡, Tomokazu Tamura ‡, Jiri Zahradnik ‡, Sayaka Deguchi ‡, Koshiro Tabata ‡, Izumi Kimura ‡, Jumpei Ito ‡, Hesham Nasser, Mako Toyoda, Kayoko Nagata, Keiya Uriu, Yusuke Kosugi, Shigeru Fujita, Daichi Yamasoba, Maya Shofa, MST Monira Begum, Yoshitaka Oda, Rigel Suzuki, Hayato Ito, Naganori Nao, Lei Wang, Masumi Tsuda, Kumiko Yoshimatsu, Yuki Yamamoto, Tetsuharu Nagamoto, Hiroyuki Asakura, Mami Nagashima, Kenji Sadamasu, Kazuhisa Yoshimura, Takamasa Ueno, Gideon Schreiber, Akifumi Takaori-Kondo, The Genotype to Phenotype Japan (G2P-Japan) Consortium, Kotaro Shirakawa, Hirofumi Sawa, Takashi Irie, Kazuo Takayama, Keita Matsuno, Shinya Tanaka*, Terumasa Ikeda*, Takasuke Fukuhara* & Kei Sato*$. Virological characteristics of the SARS-CoV-2 Omicron BA.2.75 variant. **Cell Host & Microbe** 30(11):1540-1555, 2022.
オミクロンBA.2.75株のウイルス学的特性を明らかにした論文。新メンバーの高山の参加により、「G2P-Japanパッケージ」の"型"がより一層された（第9章）。

Izumi Kimura‡, Daichi Yamasoba‡, Hesham Nasser‡, Jiri Zahradnik‡, Yusuke Kosugi ‡, Jiaqi Wu‡, Kayoko Nagata, Keiya Uriu, Yuri L Tanaka, Jumpei Ito, Ryo Shimizu, Toong Seng Tan, Erika P Butlertanaka, Hiroyuki Asakura, Kenji Sadamasu, Kazuhisa Yoshimura, Takamasa Ueno, Akifumi Takaori-Kondo, Gideon Schreiber, The Genotype to Phenotype Japan (G2P-Japan) Consortium, Mako Toyoda, Kotaro Shirakawa, Takashi Irie, Akatsuki Saito*, So Nakagawa*, Terumasa Ikeda* & Kei Sato*$. The SARS-CoV-2 spike S375F mutation characterizes the Omicron BA.1 variant. **iScience** 25(12):105720, 2022.
オミクロンBA.1のウイルス学的特性と進化系譜を明らかにした論文。

Shigeru Fujita‡, Yusuke Kosugi‡, Izumi Kimura, Daichi Yamasoba, The Genotype to Phenotype Japan (G2P-Japan) Consortium & Kei Sato*. Structural Insight into the Resistance of the SARS-CoV-2 Omicron BA.4 and BA.5 Variants to Cilgavimab. **Viruses** 14(12):2677, 2022.
オミクロンBA.5株の中和抗体抵抗性について、構造モデルをベースに考察した論文。

もうひとつの Nature 論文。G2P-Japan が中心となり、オミクロン株の病原性を明らかにした（第７章）。

Keiya Uriu ‡ , Paúl Cárdenas ‡ , Erika Muñoz, Veronica Barragan, Yusuke Kosugi, Kotaro Shirakawa, Akifumi Takaori-Kondo, Ecuador-COVID19 Consortium, The Genotype to Phenotype Japan (G2P-Japan) Consortium & Kei Sato*. Characterization of the immune resistance of severe acute respiratory syndrome coronavirus 2 Mu variant and the robust immunity induced by Mu infection. **Journal of Infectious Diseases** 226(7):1200-1203, 2022.
ミュー株の高い免疫逃避性を規定する変異を同定した論文。

Daichi Yamasoba ‡ , Izumi Kimura ‡ , Hesham Nasser ‡ , Yuhei Morioka ‡ , Naganori Nao ‡ , Jumpei Ito ‡ , Keiya Uriu ‡ , Masumi Tsuda ‡ , Jiri Zahradnik ‡ , Kotaro Shirakawa, Rigel Suzuki, Mai Kishimoto, Yusuke Kosugi, Kouji Kobiyama, Teppei Hara, Mako Toyoda, Yuri L Tanaka, Erika P Butlertanaka, Ryo Shimizu, Hayato Ito, Lei Wang, Yoshitaka Oda, Yasuko Orba, Michihito Sasaki, Kayoko Nagata, Kumiko Yoshimatsu, Hiroyuki Asakura, Mami Nagashima, Kenji Sadamasu, Kazuhisa Yoshimura, Jin Kuramochi, Motoaki Seki, Ryoji Fujiki, Atsushi Kaneda, Tadanaga Shimada, Taka-aki Nakada, Seiichiro Sakao, Takuji Suzuki, Takamasa Ueno, Akifumi Takaori-Kondo, Ken J Ishii, Gideon Schreiber, The Genotype to Phenotype Japan (G2P-Japan) Consortium, Hirofumi Sawa, Akatsuki Saito*, Takashi Irie*, Shinya Tanaka*, Keita Matsuno*, Takasuke Fukuhara*, Terumasa Ikeda* & Kei Sato*$. Virological characteristics of the SARS-CoV-2 Omicron BA.2 spike. **Cell** 185(12):2103-2115, 2022.
オミクロン BA.2 株のウイルス学的特性を明らかにした論文。この研究で、変異株の伝播力、免疫抵抗性、スパイクタンパク質の細胞融合性、病原性という「G2P-Japan パッケージ」の“型”がひとつの完成形に至った（第８章）。

Daichi Yamasoba ‡ , Yusuke Kosugi ‡ , Izumi Kimura ‡ , Shigeru Fujita, Keiya Uriu, Jumpei Ito & Kei Sato*, The Genotype to Phenotype Japan (G2P-Japan) Consortium. Neutralisation sensitivity of SARS-CoV-2 omicron subvariants to therapeutic monoclonal antibodies. **Lancet Infectious Diseases** 22(7):942-943, 2022.
多様化を始めた、オミクロン亜株の中和抗体抵抗性を明らかにした論文（第８章）。

Izumi Kimura ‡ , Daichi Yamasoba ‡ , Tomokazu Tamura ‡ , Naganori Nao ‡ , Tateki Suzuki ‡ , Yoshitaka Oda ‡ , Shuya Mitoma ‡ , Jumpei Ito ‡ , Hesham Nasser ‡ , Jiri Zahradnik ‡ , Keiya Uriu, Shigeru Fujita, Yusuke Kosugi, Lei Wang, Masumi Tsuda, Mai Kishimoto, Hayato Ito, Rigel Suzuki, Ryo Shimizu, MST Monira Begum, Kumiko Yoshimatsu, Kanako Terakado Kimura, Jiei Sasaki, Kaori Sasaki-Tabata, Yuki Yamamoto, Tetsuharu Nagamoto, Jun Kanamune, Kouji Kobiyama, Hiroyuki Asakura, Mami Nagashima, Kenji Sadamasu, Kazuhisa Yoshimura, Kotaro Shirakawa, Akifumi Takaori-Kondo, Jin Kuramochi, Gideon Schreiber, Ken J Ishii, The Genotype to Phenotype Japan (G2P-Japan) Consortium,

デルタ株のウイルス学的特性を明らかにした（第 5 章）。G2P-Japan によって初めての Nature 論文。

Izumi Kimura ‡ , Yusuke Kosugi ‡ , Jiaqi Wu ‡ , Jiri Zahradnik, Daichi Yamasoba, Erika P. Butlertanaka, Yuri L. Tanaka, Keiya Uriu, Yafei Liu, Nanami Morizako, Kotaro Shirakawa, Yasuhiro Kazuma, Ryosuke Nomura, Yoshihito Horisawa, Kenzo Tokunaga, Takamasa Ueno, Akifumi Takaori-Kondo, Gideon Schreiber, Hisashi Arase, The Genotype to Phenotype Japan (G2P-Japan) Consortium, Chihiro Motozono, Akatsuki Saito, So Nakagawa* & Kei Sato*$. The SARS-CoV-2 Lambda variant exhibits enhanced infectivity and immune resistance. **Cell Reports** 38(2):110218, 2022.
ラムダ株のウイルス学的特性を明らかにした論文（第 5 章）。第 1 章にも登場した、エクアドルのパウル・カルデナスと情報を共有しながら進められた。

Bo Meng‡, Adam Abdullahi‡, Isabella A. T. M. Ferreira‡, Niluka Goonawardane‡, Akatsuki Saito‡, Izumi Kimura‡, Daichi Yamasoba‡, Pehuén Pereyra Gerber, Saman Fatihi, Surabhi Rathore, Samantha K. Zepeda, Guido Papa, Steven A. Kemp, Terumasa Ikeda, Mako Toyoda, Toong Seng Tan, Jin Kuramochi, Shigeki Mitsunaga, Takamasa Ueno, Kotaro Shirakawa, Akifumi Takaori-Kondo, Teresa Brevini, Donna L. Mallery, Oscar J. Charles, The CITIID-NIHR BioResource COVID Collaboration, The Genotype to Phenotype Japan (G2P-Japan) Consortium, Ecuador-COVID19 Consortium, John E. Bowen, Anshu Joshi, Alexandra C. Walls, Laurelle Jackson, Darren Martin, Kenneth G. C. Smith, John Bradley, John A. G. Briggs, Jinwook Choi, Elo Madissoon, Kerstin Meyer, Petra Mlcochova, Lourdes Ceron-Gutierrez, Rainer Doffinger, Sarah A. Teichmann, Andrew J. Fisher, Matteo S. Pizzuto, Anna de Marco, Davide Corti, Myra Hosmillo, Joo Hyeon Lee, Leo C. James, Lipi Thukral, David Veesler, Alex Sigal, Fotios Sampaziotis, Ian G. Goodfellow, Nicholas J. Matheson, Kei Sato* & Ravindra K. Gupta*. Altered TMPRSS2 usage by SARS-CoV-2 Omicron impacts infectivity and fusogenicity. **Nature** 603(7902):706-714, 2022.
2021 年末に一気にまとめ上げた、オミクロン BA.1 株のウイルス学的特性を明らかにした Nature 論文のひとつ。ラビンドラ・グプタ率いる G2P-UK の研究チームと共同で進め、オミクロン株の高い免疫逃避性を明らかにした（第 7 章）。

Rigel Suzuki ‡ , Daichi Yamasoba ‡ , Izumi Kimura ‡ , Lei Wang ‡ , Mai Kishimoto ‡ , Jumpei Ito ‡ , Yuhei Morioka, Naganori Nao, Hesham Nasser, Keiya Uriu, Yusuke Kosugi, Masumi Tsuda, Yasuko Orba, Michihito Sasaki, Ryo Shimizu, Ryoko Kawabata, Kumiko Yoshimatsu, Hiroyuki Asakura, Mami Nagashima, Kenji Sadamasu, Kazuhisa Yoshimura, The Genotype to Phenotype Japan (G2P-Japan) Consortium, Hirofumi Sawa, Terumasa Ikeda, Takashi Irie, Keita Matsuno*, Shinya Tanaka*, Takasuke Fukuhara* & Kei Sato*. Attenuated fusogenicity and pathogenicity of SARS-CoV-2 Omicron variant. **Nature** 603(7902):700-705, 2022.
2021 年末に一気にまとめ上げた、オミクロン BA.1 株のウイルス学的特性を明らかにした、

Journal of Infectious Diseases 224(6):989-994, 2021.
ラビンドラ・グプタ率いるケンブリッジ大学の研究チームと共同で、デルタ株とカッパ株の中和抗体からの免疫逃避性を明らかにした論文（第７章）。

Petra Mlcochova ‡ , Steven A. Kemp ‡ , Mahesh Shanker Dhar ‡ , Guido Papa, Bo Meng, Isabella A.T.M Ferreira, Rawlings Datir, Dami A. Collier, Anna Albecka, Sujeet Singh, Rajesh Pandey, Jonathan Brown, Jie Zhou, Niluka Goonawardane, Swapnil Mishra, Charles Whittaker, Thomas Mellan, Robin Marwal, Meena Datta, Shantanu Sengupta, Kalaiarasan Ponnusamy, Venkatraman Srinivasan Radhakrishnan, Adam Abdullahi, Oscar Charles, Partha Chattopadhyay, Priti Devi, Daniela Caputo, Tom Peacock, Chand Wattal, Neeraj Goel, Ambrish Satwik, Raju Vaishya, Meenakshi Agarwal, The Indian SARS-CoV-2 Genomics Consortium (INSACOG), The CITIID-NIHR BioResource COVID-19 Collaboration, The Genotype to Phenotype Japan (G2P-Japan) Consortium, Antranik Mavousian, Joo Hyeon Lee, Jessica Bassi, Chiara Silacci-Fegni, Christian Saliba, Dora Pinto, Takashi Irie, Isao Yoshida, William L. Hamilton, Kei Sato, Samir Bhatt, Seth Flaxman, Leo C. James, Davide Corti, Luca Piccoli, Wendy S. Barclay, Partha Rakshit*, Anurag Agrawal* & Ravindra K. Gupta*. SARS-CoV-2 B.1.617.2 Delta variant replication and immune evasion. **Nature** 599(7883):114-119, 2021.
ラビンドラ・グプタ率いるケンブリッジ大学の研究チームと共同で、デルタ株のウイルス学的特性を明らかにした論文（第７章）。

Keiya Uriu ‡ , Izumi Kimura ‡ , Kotaro Shirakawa, Akifumi Takaori-Kondo, Taka-aki Nakada, Atsushi Kaneda, So Nakagawa & Kei Sato*, The Genotype to Phenotype Japan (G2P-Japan) Consortium. Neutralization of the SARS-CoV-2 Mu variant by convalescent and vaccine serum. **New England Journal of Medicine** 385(25):2397-2399, 2021.
WHO の命名からわずか１週間で、ミュー株の免疫逃避性を明らかにした論文（第５章）。この研究成果によって、「変異株の最速研究＝ G2P-Japan」と世界的に認知されるきっかけとなる。

Akatsuki Saito ‡ , Takashi Irie ‡ ,Rigel Suzuki ‡ , Tadashi Maemura ‡ , Hesham Nasser ‡ , Keiya Uriu ‡ , Yusuke Kosugi ‡ , Kotaro Shirakawa, Kenji Sadamasu, Izumi Kimura, Jumpei Ito, Jiaqi Wu, Kiyoko Iwatsuki-Horimoto, Mutsumi Ito, Seiya Yamayoshi, Samantha Loeber, Masumi Tsuda, Lei Wang, Seiya Ozono, Erika P. Butlertanaka, Yuri L. Tanaka, Ryo Shimizu, Kenta Shimizu, Kumiko Yoshimatsu, Ryoko Kawabata, Takemasa Sakaguchi, Kenzo Tokunaga, Isao Yoshida, Hiroyuki Asakura, Mami Nagashima, Yasuhiro Kazuma, Ryosuke Nomura, Yoshihito Horisawa, Kazuhisa Yoshimura, Akifumi Takaori-Kondo, Masaki Imai, The Genotype to Phenotype Japan (G2P-Japan) Consortium, Shinya Tanaka*, So Nakagawa*, Terumasa Ikeda*, Takasuke Fukuhara*, Yoshihiro Kawaoka* & Kei Sato*. Enhanced fusogenicity and pathogenicity of SARS-CoV-2 Delta P681R mutation. **Nature** 602(7896):300-306, 2022.

論文リスト

‡ Equal contribution　*Corresponding author　$Lead contact

G2P-Japan 発足前

Yoriyuki Konno‡, Izumi Kimura‡, Keiya Uriu, Masaya Fukushi, Takashi Irie, Yoshio Koyanagi, Daniel Sauter, Robert J. Gifford, USFQ-COVID19 Consortium, So Nakagawa & Kei Sato*. SARS-CoV-2 ORF3b is a potent interferon antagonist whose activity is further increased by a naturally occurring elongation variant. **Cell Reports** 32(12):108185, 2020.
新型コロナウイルスの ORF3b 遺伝子の機能解析をした論文。佐藤らの新型コロナに関する論文の処女作（第 1 章）。

Izumi Kimura, Yoriyuki Konno, Keiya Uriu, Kristina Hopfensperger, Daniel Sauter, So Nakagawa & Kei Sato*. Sarbecovirus ORF6 proteins hamper induction of interferon signaling. **Cell Reports** 34(13):108916, 2021.
新型コロナウイルスの ORF6 遺伝子の機能解析をした論文。ORF3b 論文と共に、G2P-Japan 発足の足がかりとなる研究費獲得の弾みとなる研究成果となった（第 2 章）。

G2P-Japan 発足後

Chihiro Motozono, Mako Toyoda‡, Jiri Zahradnik‡, Akatsuki Saito‡, Hesham Nasser ‡, Toong Seng Tan, Isaac Ngare, Izumi Kimura, Keiya Uriu, Yusuke Kosugi, Yuan Yue, Ryo Shimizu, Jumpei Ito, Shiho Torii, Akiko Yonekawa, Nobuyuki Shimono, Yoji Nagasaki, Rumi Minami, Takashi Toya, Noritaka Sekiya, Takasuke Fukuhara, Yoshiharu Matsuura, Gideon Schreiber, The Genotype to Phenotype Japan (G2P-Japan) Consortium, Terumasa Ikeda*, So Nakagawa*, Takamasa Ueno* & Kei Sato*$. SARS-CoV-2 spike L452R variant evades cellular immunity and increases infectivity. **Cell Host & Microbe** 29(7):1124-1136, 2021.
G2P-Japan 処女作。イプシロン株に特に着目し、L452R 変異が、HLA-A24 による獲得免疫から逃れ、ウイルスの感染力を増強する変異であることを明らかにした（第 2 章）。

Isabella A. T. M. Ferreira ‡ , Steven A. Kemp ‡ , Rawlings Datir, Akatsuki Saito, Bo Meng, Partha Rakshit, Akifumi Takaori-Kondo, Yusuke Kosugi, Keiya Uriu, Izumi Kimura, Kotaro Shirakawa, Adam Abdullahi, CITIID-NIHR BioResource COVID-19 Collaboration, Indian SARS-CoV-2 Genomics Consortium, Anurag Agarwal, Seiya Ozono, Kenzo Tokunaga, The Genotype to Phenotype Japan (G2P-Japan) Consortium, Kei Sato# & Ravindra K. Gupta#*. SARS-CoV-2 B.1.617 mutations L452R and E484Q are not synergistic for antibody evasion.

佐藤 佳（さとう・けい）

東京大学医科学研究所システムウイルス学分野教授。2010年、京都大学医学研究科修了（短縮）、医学博士。京都大学ウイルス研究所助教などを経て、2018年4月から東京大学医科学研究所感染症国際研究センター准教授（研究室主宰者）、2022年4月から現職。杉浦奨励賞（2015年、日本ウイルス学会）、文部科学大臣表彰若手科学者賞（2020年）、日本学術振興会賞（2023年）などを受賞。2021年1月より研究コンソーシアム「The Genotype to Phenotype Japan (G2P-Japan)」主宰。

詫摩雅子（たくま・まさこ）

科学ライター。1990年、千葉大学大学院理学研究科修了（理学修士）、日本経済新聞社に入社。科学技術部の新聞記者、日経サイエンス編集部の記者・編集者として医学、生命科学などを担当。2011年に日本科学未来館へ。生命倫理を考えるイベント、ネット放送「わかんないよね新型コロナ」などを実施。2023年よりフリーランス。

G2P-Japanの挑戦
コロナ禍を疾走した研究者たち

2023年12月11日　　第1刷

著者　　佐藤 佳
　　　　詫摩雅子
発行者　大角浩豊
発行所　株式会社日経サイエンス
　　　　https://www.nikkei-science.com/
発売　　株式会社日経BPマーケティング
　　　　〒105-8308 東京都港区虎ノ門4-3-12
印刷・製本　株式会社シナノ パブリッシング プレス

ISBN978-4-296-11930-1
Printed in Japan